院内医療事故調査の
考え方と進め方

適切な判断と委員会運営のために

編著 飯田修平

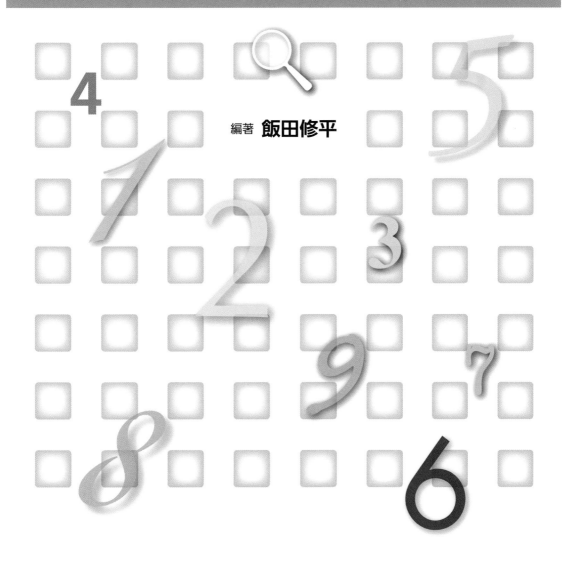

じほう

執筆者一覧

編著

飯田　修平	公益財団法人東京都医療保健協会理事長，同医療の質向上研究所所長，同練馬総合病院院長
	公益社団法人全日本病院協会常任理事，同医療事故調査等支援担当委員会委員長

著（執筆順）

西澤　寛俊	社会医療法人恵和会西岡病院理事長
	公益社団法人全日本病院協会会長
長谷川友紀	東邦大学医学部社会医学講座医療政策・経営科学分野教授
	公益社団法人全日本病院協会医療事故調査等支援担当委員会外部委員
金内　幸子	公益財団法人東京都医療保健協会薬剤科科長，同医療安全推進委員会委員，薬品安全管理責任者
鈴木真由美	公益財団法人東京都医療保健協会看護師長，同専従医療安全管理者
小谷野圭子	公益財団法人東京都医療保健協会医療の質向上研究所研究員，同練馬総合病院質保証室室長，医療安全推進委員会委員
永井　庸次	株式会社日立製作所ひたちなか総合病院院長
	公益社団法人全日本病院協会常任理事，同医療事故調査等支援担当委員会副委員長
藤田　茂	東邦大学医学部社会医学講座医療政策・経営科学分野講師

はじめに

　社会の医療安全に関する要請に応え，医療における信頼の創造を図るには，医療の質向上に基づいた安全確保が必須である。しかし，医療機関および医療従事者の対応は十分とは言えない。特に，（過誤の有無を問わず）予期しない患者への重大な影響が発生した場合の対応が問題となっている。医療事故調査制度（本制度）が制定された理由の1つである。

　本制度は，医療界・医療機関の自立・自律に基づく院内医療事故調査が基本である。しかし，本制度成立後2年9カ月，施行後1年半と，経過期間が短いこともあるが，医療界・医療機関の対応は十分ではない。その一番の理由は，本制度の理解が不十分あるいは間違っていることである。

　本制度の適切な理解と各立場の職員が時系列で運用できることを目的に，『院内医療事故調査の指針』，次いで『院内医療事故調査の指針　第2版』を出版し，制度と一般論としての医療機関の対応を解説した。これらをもとに講習会を開催している。しかし，それにもかかわらず，不適切な対応が多く見られる。

　本書出版の趣旨は，これらの問題に対応するために，「院内医療事故調査」を「理論」と「実践」の両方の観点から，実務に役立つ考え方と方法（ノウハウ）を提示することにある。『院内医療事故調査の指針　第2版』では詳述しなかったので，本制度の趣旨と考え方，報告事例の判断の問題点と対応，日常の安全管理活動と本制度への対応の関係を，具体的事例を提示して解説した。本書だけでも理解できるように記述したが，前書と併用していただくことが望ましい。

　本文でも紹介するが，本制度の成立過程を概観する。本制度が成立する前から，2006年の医療法改正において安全確保の責務が明記され，医療機関は，医療安全推進委員会を設置して，事故報告収集，事故防止等の活動を推進している。それにもかかわらず，医療事故，安全管理への医療機関の対応が社会問題となっていた。

　筆者らは，院内医療事故調査を適切に実施することが急務と考えた。医療事故発生時に最初に行うべき院内調査の手法および報告方法の指針を医療関係者に提示し，院内医療事故調査の標準化を図ることを目的に，厚生科研費研究事業「医療事故発生後の院内調査の在り方と方法に関する研究（主任研究者：飯田）」を実施した（2011～2012年）。その成果をもとに『院内医療事故調査の指針』を出版した（2013年11月）。

　医療介護総合確保推進法の一部として医療法が改正され，医療事故調査制度（本制度）が2014年6月に制定され，省令・通知が交付された（2015年5月）。筆者らは，医療機関が実務に活かせるように，省令・通知を反映させて，『院内医療事故調査の指針　第2版』を出版した（2015年8月）。

　2016年6月の本制度の見直し（医療法施行規則改正）では，全死亡事例を病院管理者（院長）が把握することと，医療事故調査等支援団体およびその協議会の役割が明記された。

筆者らは，情報技術を活用し，継続的質向上（品質管理）の努力に基づいて，安全を確保することを提唱し，活動している。その一環として，医療事故調査を，品質管理の観点で展望する。すなわち，5ゲン主義（原理・原則・現場・現実・現物）に基づいて検討する。

　「Ⅰ（総論）」では，医療事故調査の基本となる考え方を検討する。すなわち，原理・原則に基づいて考える。

　「Ⅱ（各論）」では，院内医療事故調査の実践について，現場・現実・現物で，病院長および実務担当者が，それぞれの立場で適切に対応できるように検討する。特に，医療事故発生後に対応したのでは，適切な事故調査はできない。日常の安全管理活動が重要である。したがって，まず「第1章　日常の活動」，次いで「第2章　本制度における院内医療事故調査」とした。

　本制度にはいくつかの問題があるが，批判するだけではなく，医療機関が本制度を適切に運用しつつ，並行して制度を改善する必要がある。そのためにも，病院管理者が本制度を適切に判断し，医療従事者の適切な運用の実績が必須である。

　本書を参考に，自組織の特性を勘案して，適切に対応できる体制を構築し，実践していただきたい。また，病院団体，学会，職能団体，医療事故調査・支援センター，行政などの関連団体が支援の際に本書を参考にしていただくことを期待する。

　本書は，院内医療事故調査を円滑，効率的かつ適切に行うための手引きである。

2017年4月

飯田　修平

目　次

I 医療事故調査の考え方 （1～9：飯田，10：西澤，11：長谷川）　1

- 1　なぜ，医療事故調査か ………………………………………………………………… 2
- 2　安全とは何か …………………………………………………………………………… 2
  - 2-1　安全の定義 ………………………………………………………………………… 3
  - 2-2　許容可能と判断する主体は誰か ………………………………………………… 3
  - 2-3　安全・安心の医療とは何か ……………………………………………………… 3
  - 2-4　医療は安全・安心か ……………………………………………………………… 4
  - 2-5　医療における説明の意義 ………………………………………………………… 4
- 3　医療・病院医療 ………………………………………………………………………… 4
  - 3-1　医療とは …………………………………………………………………………… 4
  - 3-2　病院医療とは ……………………………………………………………………… 5
- 4　医療事故とは …………………………………………………………………………… 6
  - 4-1　事故とは …………………………………………………………………………… 6
  - 4-2　事件とは …………………………………………………………………………… 6
  - 4-3　医療事故とは ……………………………………………………………………… 6
- 5　医療事故調査とは ……………………………………………………………………… 8
- 6　医療事故報告（書）とは ……………………………………………………………… 10
- 7　医療事故調査に関する検討の経緯 …………………………………………………… 10
- 8　医療事故調査制度の問題 ……………………………………………………………… 11
  - 8-1　制度自体の問題 …………………………………………………………………… 11
    - 8-1-1　医療事故調査と医療事故対応の混同 ……………………………………… 11
    - 8-1-2　原因究明と再発防止の枠組み ……………………………………………… 11
    - 8-1-3　調査結果の訴訟への利用 …………………………………………………… 12
  - 8-2　医療事故調査制度の運用の問題 ………………………………………………… 12
    - 8-2-1　報告事例が少ない …………………………………………………………… 12
    - 8-2-2　医療団体の問題 ……………………………………………………………… 12
  - 8-3　報告すべき事例が報告されていない要因 ……………………………………… 14
  - 8-4　法令の解釈 ………………………………………………………………………… 14

| | 8-4-1 医療事故の定義の要素 ……………………………………… 14 |
| | 8-4-2 法令の趣旨と異なる解釈と法令の趣旨に基づく解釈 ……… 15 |

9 院内医療事故調査のあり方と方法 ……………………………………… 17
- 9-1 院内医療事故調査のあり方 ……………………………………… 17
- 9-2 院内医療事故調査体制の構築 …………………………………… 17
  - 9-2-1 日常の院内医療事故調査体制 ………………………………… 17
  - 9-2-2 本制度における院内医療事故調査体制 ……………………… 17
- 9-3 院内医療事故調査の方法 ………………………………………… 17
  - 9-3-1 院内医療事故調査の留意点 …………………………………… 17
  - 9-3-2 院内医療事故調査の実施 ……………………………………… 18
  - 9-3-3 原因分析が円滑にいかない理由 ……………………………… 21
  - 9-3-4 根本原因分析（RCA）は医療に適合しやすい ……………… 21

10 厚生労働科学研究費事業
「診療行為に関連した死亡の調査の手法に関する研究」……………… 22
- 10-1 医療事故調査制度の理念 ………………………………………… 22

11 諸外国における医療事故調査 …………………………………………… 23
- 11-1 医療事故情報の収集・分析 ……………………………………… 23
- 11-2 医療安全基準の整備 ……………………………………………… 23
- 11-3 医療安全指標の整備 ……………………………………………… 24
- 11-4 医療安全管理者の養成・配置 …………………………………… 24
- 11-5 医療事故調査の制度化 …………………………………………… 24

II 院内医療事故調査の実践　27

第1章　日常活動における院内医療事故調査
（1〜5：飯田，6：金内，7：金内，8：飯田・鈴木，9：小谷野）　28

1 日常活動における安全管理 ……………………………………………… 28
- 1-1 安全管理は組織管理の最重要課題 ……………………………… 28
- 1-2 安全文化の醸成 …………………………………………………… 28
- 1-3 日常業務の確実な実行 …………………………………………… 29
- 1-4 質・安全に関する教育・研修 …………………………………… 29

2 安全管理は継続的質向上から …………………………………………… 29
- 2-1 業務フロー図 ……………………………………………………… 29
- 2-2 未然防止 …………………………………………………………… 31

		2-3 事後対応	31

3 安全管理の法制化 … 31

4 医療安全管理対策 … 32
- 4-1 指針策定と実施 … 32
- 4-2 体制構築 … 32
- 4-3 安全管理に関する職員研修 … 32
- 4-4 記録 … 33

5 医療機関管理者の役割 … 33
- 5-1 方針・指針・規定の策定 … 33
- 5-2 周知 … 34
- 5-3 安全管理体制の構築 … 34
- 5-4 原因究明 … 38
- 5-5 再発防止策の検討 … 40
- 5-6 再発防止策の実施 … 40
- 5-7 結果検証 … 40
- 5-8 標準化 … 40
- 5-9 PDCAサイクル … 41

6 医療安全推進委員会 … 42
- 6-1 医療安全推進委員会の役割 … 42

7 ヒヤリ・ハット（インシデント・アクシデント）報告 … 49
- 7-1 ヒヤリ・ハット報告・収集 … 49
- 7-2 分析 … 51
- 7-3 フィードバック … 52

8 日常活動としての安全巡視 … 53
- 8-1 安全巡視の意義 … 53
- 8-2 安全巡視と5S活動 … 53
- 8-3 巡視 … 54
- 8-4 結果のまとめ … 57
- 8-5 今後の課題 … 58

9 死亡事例の把握と分析 … 58
- 9-1 死亡事例に関する取り扱い … 58
- 9-2 情報システムとの連携 … 58
- 9-3 死亡症例DB（Data Base） … 59

9-4 死亡症例DBへのアクセス権限 ………………………………………………… 60
9-5 死亡事例の情報収集 ……………………………………………………………… 60
9-6 死亡症例全例の把握 ……………………………………………………………… 62
9-7 死亡症例DBから気づくこと …………………………………………………… 62

第2章　本制度における院内医療事故調査
（1：永井，2：金内，3：小谷野，4：藤田，5：長谷川）　64

1　医療機関管理者の役割 ……………………………………………………………… 64
1-1　医療事故発生後の院長の業務 ………………………………………………… 64
1-2　職員教育 ………………………………………………………………………… 65
1-3　遺族への説明 …………………………………………………………………… 66
1-4　遺族への医療事故発生説明時の問題 ………………………………………… 68
1-5　医療事故調査・支援センターへの医療事故発生報告 ……………………… 68
1-6　院内医療事故調査委員会の設置 ……………………………………………… 68
1-7　医療事故調査委員会の開催時期，回数と内容 ……………………………… 69
1-8　職員への対応 …………………………………………………………………… 70
1-9　遺族への対応 …………………………………………………………………… 70
1-10　データ管理体制 ……………………………………………………………… 70
1-11　事故調査結果の説明と報告 ………………………………………………… 71
1-12　当該職員への説明 …………………………………………………………… 72
1-13　医療事故調査報告書の遺族への説明 ……………………………………… 72
1-14　医療事故調査・支援センターへの報告 …………………………………… 72

2　院内委員の役割 ……………………………………………………………………… 73
2-1　院内医療事故調査委員の業務と注意点 ……………………………………… 73
2-2　委員会委員長の役割 …………………………………………………………… 73
2-3　院内調査会議の前準備 ………………………………………………………… 73
2-4　院内調査会議 …………………………………………………………………… 74
2-5　医療事故調査報告書の作成 …………………………………………………… 76

3　事務担当者の役割 …………………………………………………………………… 76
3-1　事故発生報告事項 ……………………………………………………………… 76
3-2　事故発生報告方法 ……………………………………………………………… 77
3-3　外部委員への連絡 ……………………………………………………………… 77
3-4　開催準備 ………………………………………………………………………… 77
3-5　記録 ……………………………………………………………………………… 78
3-6　事故調査報告書とりまとめ …………………………………………………… 78

	3-7	調査報告事項	78
	3-8	遺族が理解できるように	78
	3-9	事故調査報告	79

4 医療安全管理者の役割 79
 4-1 現状保全 79
 4-2 事情聴取 80
 4-3 診療記録の確認 85
 4-4 時系列の情報整理 85
 4-5 医療事故調査報告書の取りまとめ 85

5 院外委員 87
 5-1 院外委員 87
 5-2 役割 88
 5-3 病院の対応の問題 89

参考資料

資料1　医療事故調査に関する検討の経緯　91
資料2　「医療事故調査制度の施行に係る検討について」に沿う省令・通知のうち，医療機関に関する部分　93
資料3　日本医療安全調査機構の書式　104
資料4　全日本病院協会の研修会で使用している書式　105

参考文献　107

I

医療事故調査の考え方

1 なぜ，医療事故調査か

　1999年に起きた横浜市立大学附属病院と都立広尾病院の医療事故を契機に，医療事故が社会問題となった。医療機関および医療界全体の問題として，医療事故に適切に対応し，それに基づいて安全を確保することが喫緊の課題となった。しかし，犯人捜し，責任追及が前面に出ており，医療機関もそれらに受け身の対応をする状況であった。医療事故調査・原因究明に関する公的会議においても，「けしからぬ」，「間違えるな」，「反省せよ」，「緊張感が足りない」などの発言がある。

　責任追及，犯人捜し，補償，謝罪などは，医療の安全確保には何の役にも立たない。事故対応として必要があれば，別の枠組みで行うべきである。安全確保のためには，現状を把握し，分析し，原因を究明し，対策を立案し，改善策を実施し，その結果を評価し，改善を業務に組み込む（標準化する）ことが重要である。すなわち，改善（問題解決）サイクル・PDCA（Plan／Do／Check／Act）サイクルを回すことが必要である（p.41参照）。

　事故調査の第1の目的は，原因究明に基づき再発防止につなげ，安全を確保することである。

　医療事故調査制度制定の前から，診療所を含む全医療機関に，院内体制を構築し安全を確保することが義務化されている。また，診療報酬において，医療安全管理者を配置し，適切な体制を構築し運営する病院を評価している（医療安全対策加算）。

　2014年6月の医療法改正において，本制度が制定された。医療の安全確保に関する政策の転換点である。従来は構造上の義務であったが，改正により，過程と結果の報告義務が課せられ，また，第三者の目を通す，すなわち，第三者機関に報告するという変更があった。これは，公正性の担保を意味する。

2 安全とは何か

　前述の通り，本制度の目的は，安全を確保することである。まず第1に，安全とは何かを考えなければならない。

2-1 安全の定義

「安全」を辞書で引くと，「危険がなく安心なこと」（小学館『大辞泉』），「危険がなく安心なさま」（三省堂『大辞林』），「安らかで危険のないこと」（岩波書店『広辞苑』）とある。

2014年，ISO/IEC GUIDE 51：2014では，安全とは「許容できないリスクがないこと（freedom from risk which is not tolerable）」と定義している。すなわち，許容可能なリスクをいう。

2-2 許容可能と判断する主体は誰か

ISO/IEC GUIDE 51：2014では，許容可能なリスクとは，「その時代の社会の価値観に基づき，特定の（所与の）コンテキストにおいて受け入れられている水準のリスク」と定義している。すなわち，特定の（所与の）コンテキストとは，その特定の状況を意味するので，許容する主体は，当該事象の当事者である。もちろん，自分勝手な考えではなく，「その時代の社会の価値観」すなわち，常識に基づいて判断しなければならない。

なお，法令は，「その時代の社会の価値観」，常識に基づいて制定されたものである。したがって法令は，常識に基づけば解釈可能である。

2-3 安全・安心の医療とは何か

2006年度医療制度改革関連資料に，「Ⅱ　安心・信頼の医療の確保と予防の重視 (1)患者の視点に立った，安全・安心で質の高い医療が受けられる体制の構築」とあり，また，多くの医科大学，病院などのホームページを見ると，「安心で安全な医療」，「安全・安心の医療をめざして」とあり，安全と安心はセットで，医療の枕詞として語られている（下線部筆者）。

安全に関する辞書の定義とISO/IECの定義から，安心と安全の関係を考えると，"危険を許容しているから安心できる"のである。そうであれば，安心は安全の要素ではなく，安全の結果であるので，セットで使うのであれば，「安全・安心の医療」が適切である。

また，前述の医療制度改革関連資料にあるように，安全・安心とともに，信頼，質の高い医療が求められている。すなわち，質の高い医療を提供することで，安全を確保すれば，結果として信頼でき，安心するという順番になる。

2-4 医療は安全・安心か

「安全・安心の医療」という用語を用いることは適切かを考えたい。なぜ考える必要があるかというと，一般に用いる「安全」と，品質管理・安全管理で用いる「安全」との意味の食い違いが大きいからである。

そもそも，医療は安全であるのかを考える必要がある。一般の人は，医療は安全であるべきだという。その場合の，「安全」とは，「危険がないこと」，「絶対安全」をいっている。だから，医療事故が発生すると，けしからん，何か間違った・おかしなことをしたに違いないと考えるのであろう。「絶対安全」はないということを認識しなければならない。むしろ，医療は，次節で述べるように，一般的な用語の解釈でいえば，極めてリスクが高い不安全行為，危険行為である。

2-5 医療における説明の意義

患者や家族に説明が必須な理由は，以下の事項を理解してもらうためである。
①医療は侵襲行為であり，何らかの苦痛を伴うことが多いので，複数の治療（侵襲行為）の方法，内容，程度，期間，経過，予後等を提示する
②医療が危険行為・不安全行為であり，リスク，すなわち，事故発生は確率の問題であり，危害の大きさも不確定であるなど，不確定要素が大きい
③患者の個別の状態（年齢，栄養状態，併存疾患）により経過が異なること
④当該治療目的の疾患の病期，病態による経過
⑤したがって，医療側は，複数の治療の選択肢を提示し，患者自身の選択・決定に従うこと
医療事故調査制度においては，①～④の事前説明の内容が重要である。

3 医療・病院医療

医療事故とは何かを考える前に，その要素である，医療とは，病院とは，病院医療とは，何かを考える。

3-1 医療とは

医療とは，心身の不具合を訴える人に対する健康上のお世話（Health care）をい

表1　医療行為とは何か

目的 何のために	行為者 誰が	対象 誰に	場所 どこで	内容 何を	医療行為か否か
状態把握（養護）	母	子供	自宅	体温計で測定	医療類似行為
状態把握（治療）	看護師	患者	病院		医療行為
状態把握（養護）		友人	公民館		医療類似行為
状態把握（養護）	母	子供	自宅	傷の消毒	医療類似行為
治療	看護師	患者	病院		医療行為
治療			居宅		医療行為
養護		友人	公民館		医療類似行為
治療	外科医	患者	病院	腹部切開	医療行為
諍い		友人	公園		犯罪行為

う。医療に付随する生活上のお世話（介護・福祉）を一部含む場合がある。一見，同様の行為（内容）でも，目的（何のために），行為者（誰が），対象者（誰に），場所（どこで）などにより，医療か医療類似行為かが決まる（表1）。

　日常の診療において，医療とは何かを考えなくてもほとんど支障がない。したがって，医療従事者の多くは，医療とは何かを真剣に考えたことがない。しかし，本制度を適切に運用するためには，医療団体，医療機関，医療従事者のすべてが，医療とは何かを明確に理解しなければならない。後述するように，医療とは何かを明確にしない，あるいは，間違った理解をすることが，本制度の理解および対応の諸問題の大きな要因でもある。実施した行為だけが医療行為ではないことに留意しなければならない。すなわち，行うべき行為をしなかった，不作為の行為も医療行為である。

3-2　病院医療とは

①病院とは

　医療法第1条の5で，「病院とは，（略）公衆又は特定多数人のため医業又は歯科医業を行う場所であつて，20人以上の患者を入院させるための施設を有するものをいう。病院は，傷病者が，科学的でかつ適正な診療を受けることができる便宜を与えることを主たる目的として組織され，かつ，運営されるものでなければならない」と規定している。すなわち，科学的，適正，組織が重要語である。

②病院医療の特徴

　病院は，多職種が多部署で並行して，多様な状態の，絶えず状態が変化する，心身の不具合を持つ患者への侵襲行為をする場所である。しかも，割り込みによる業務中

断，変更，中止が頻繁にあり，患者の状態に応じて適時，適切，柔軟に対応しなければならない。複雑な業務を標準化し，情報を共有し，業務フローを"見える化"しなければ，質向上はできず，安全は確保できない。したがって，業務工程表，業務フロー図の作成が必須である。

4 医療事故とは

医療事故の概要を図1に示す。

4-1 事故とは

事故とは，不具合（要因・原因）による，予期しない被害や損害の発生（結果）をいう。過誤の有無は関係ない。

4-2 事件とは

悪意がある意図的な行為（要因・原因）による，被害や損害の発生（結果）をいう。悪意がある場合は，刑事事件になりうる。悪意がなくても，過誤・過失があると，刑事事件になる場合がある。

本制度では，過誤・過失の判断をしないで，医療事故調査を実施する。刑法，民法，医師法等その他の法律が今まで通り存在するが，本制度に従って報告し，事故調査中の事案に関しては，刑法に基づく捜査等は控える（謙抑的）傾向にある。

4-3 医療事故とは

医療事故には，①一般にいう医療事故と，②医療事故調査制度で規定する医療事故とがある。

①一般にいう医療事故

一般には，医療事故とは，医療に関わる不具合による，予期しない被害や損害の発生をいう。過誤の有無は関係ない。厚生労働省のリスクマネージメントマニュアル作成指針（http://www1.mhlw.go.jp/topics/sisin/tp1102-1_12.html）では，次のように定義している。

4 医療事故とは

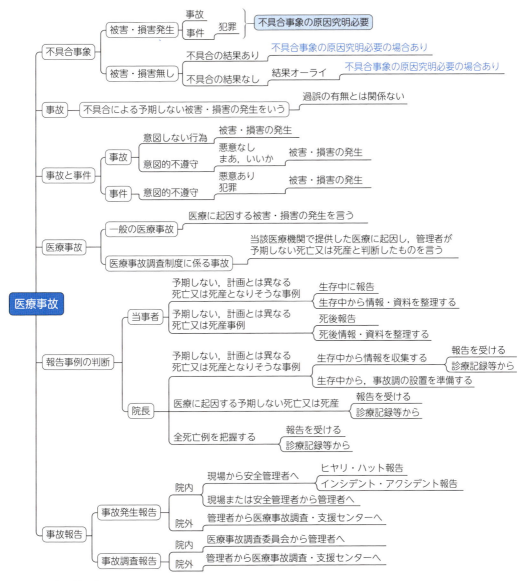

図1 医療事故の概要

> **1 医療事故**
> 　医療に関わる場所で，医療の全過程において発生するすべての人身事故で，以下の場合を含む。なお，医療従事者の過誤，過失の有無を問わない。
> 　ア　死亡，生命の危険，病状の悪化等の身体的被害及び苦痛，不安等の精神的被害が生じた場合。
> 　イ　患者が廊下で転倒し，負傷した事例のように，医療行為とは直接関係しない場合。
> 　ウ　患者についてだけでなく，注射針の誤刺のように，医療従事者に被害が生じた場合。

②医療事故調査制度で規定する医療事故

一方，医療事故調査制度で規定する医療事故は次の通りである。

> **医療法第6条の10**
> 　病院，診療所又は助産所（以下この章において「病院等」という。）の管理者は，医療事故（当該病院等に勤務する医療従事者が提供した医療に起因し，又は起因すると疑われる死亡又は死産であつて，当該管理者が当該死亡又は死産を予期しなかつたものとして厚生労働省令で定めるものをいう。(略)

5　医療事故調査とは

医療事故調査には，①院内医療事故調査と，②院外医療事故調査がある。それぞれに，一般の医療事故調査と本制度における医療事故調査がある。医療事故調査の概要を図2に示す。

①院内医療事故調査

一般の医療事故調査：一般に，医療機関は，重大な事故（国立大学医学部附属病院医療安全管理協議会によるインシデント影響度分類Ⅲb以上　http://www.univ-hosp.net/guide_cat_04_15.pdf）が発生した場合には，院内事故調査をすることが望ましい。医療安全推進委員会が事故調査委員会を兼ねる場合が多い。後述のように，必要に応じて外部委員を招へいする。

本制度における医療事故調査：医療事故発生時には，院内事故調査を行う義務がある。院内に当該事故に関連する分野の専門家がいない場合，また，公正性，透明性を担保するために，利害関係のない院外の専門家を招へいする必要がある。病院団体，学会，職能団体等の支援団体あるいは医療事故調査・支援センターに相談し，支援を受けることができる。

②院外医療事故調査

一般の医療事故調査：通常は，院外医療事故調査はしない。団体により，一定の事故に関して院外事故調査を実施している。

本制度における医療事故調査：医療事故調査・支援センターに報告した事例に関しては，当該病院および遺族は，いつでも，医療事故調査・支援センターに事故調査を求めることができる。

5 医療事故調査とは

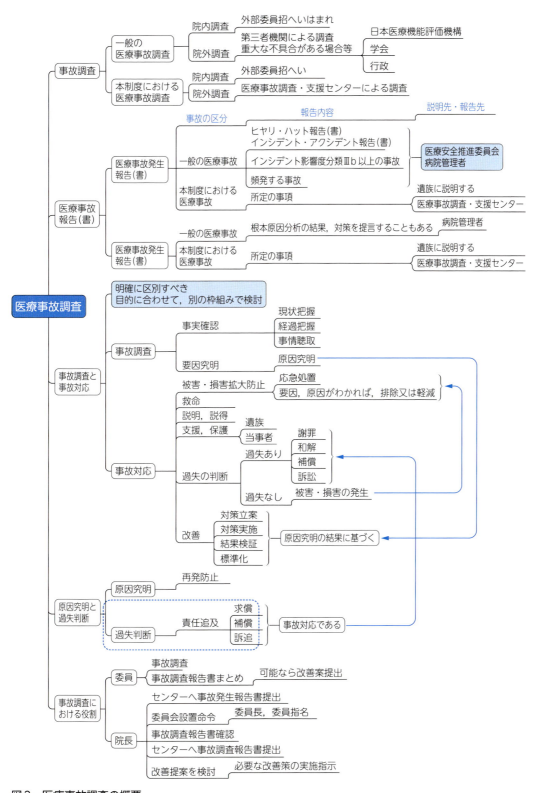

図2 医療事故調査の概要

医療事故報告（書）とは

　医療事故報告（書）には，①医療事故発生報告（書）と，②医療事故調査報告（書）があり，明確に区別しないと議論できない。本稿では，院内医療事故調査報告（書）に関して述べる。院外医療事故調査報告（書）は医療機関が作成するものではないので，言及しない。

①**医療事故発生報告（書）**
　医療事故発生報告（書）とは，医療事故が発生したことを報告すること（書類）をいう。報告の宛て先は，一般の医療事故と本制度における医療事故で異なる。
　一般の医療事故：ヒヤリ・ハット報告（書）あるいはインシデント・アクシデント報告（書）と言われるものである。医療機関ごとに，報告の仕組みがある。緊急性があれば，口頭で上司あるいは医療安全管理者に報告し，さらに，重大事故の場合には管理者に報告する。追って，遅滞なく，文書で報告する。
　本制度における医療事故：医療機関管理者が，本制度における医療事故あるいはその可能性があると判断した場合に，遺族に説明した後に，遅滞なく，医療事故調査・支援センターに医療事故発生の事実を，所定の事項に関して報告する。

②**医療事故調査報告（書）**
　一般の医療事故：一般には，インシデント影響度分類Ⅲb以上の事故，あるいは，影響度は低いが頻発する類型の事故を調査する。報告書は管理者宛てに提出する。
　本制度における医療事故：本制度における医療事故調査報告（書）は，事故調査委員長が管理者に報告する。質疑の後，医療事故調査報告（書）を用いて遺族に説明する。遅滞なく，管理者が，医療事故調査・支援センターに報告する。

医療事故調査に関する検討の経緯

　医療事故調査に関する検討の経緯は資料1（p.91頁）の通りである。

8 医療事故調査制度の問題

8-1 制度自体の問題

本制度の問題は以下の通りである。

8-1-1 医療事故調査と医療事故対応の混同

医療事故調査の目的は，医療事故の状況を調査し原因を究明することである。すなわち，事実確認と原因分析である。これに基づいて，原因に対して対策を講じ，再発防止につなげる。

医療事故対応は，救命，被害・損害の拡大防止，遺族への説明，関係者の支援・保護，過誤・過失の有無検討，過誤・過失があれば必要に応じた対応（謝罪，和解，補償，訴訟など），事故の原因除去・代替処置，改善などである。

本制度においては，遺族への説明が義務化された。また，報告事例においては，遺族からの調査依頼が可能である。遺族の納得は重要ではあるが，それは事故対応であり，事故調査とは別の枠組みで実施するべきである。

8-1-2 原因究明と再発防止の枠組み

医療事故調査は，原因究明が目的である。省令・通知には，必ずしも，原因究明できるとは限らないこと，再発防止策が策定できるとは限らないことが明記されている。このことを理由に，原因究明に消極的な発言，さらに，再発防止策策定に否定的な発言も見られる。

その理由は，2つの混同があるからであろう。

①目的を達成できないこともあるということと，達成の努力をしなくてもよいということとは同じではない。目的の達成を目指すことは当然である。

②原因究明と再発防止を同じ枠組みの中で達成しようとすることである。それぞれ，別の枠組みで検討するべきである。

事故調査委員会が検討した改善や再発防止対策は，一般的・総論的になりがちである。したがって，実務的かつ具体的な対策立案および実施は，別組織が担当することが望ましい。再発防止策策定を否定するものではなく，また，事故調査委員会委員の対策検討への参加を妨げるものではない。

8-1-3　調査結果の訴訟への利用

　院内医療事故調査結果（報告書）が，訴訟に利用される可能性があることを理由に，本制度への対応に消極的な医療機関，医療従事者がいる。したがって，事故当事者が，自己に不利な発言を避けて，原因究明が円滑にいかないおそれがある。

　原因究明，再発防止を確実にするためには，並行して，免責を含めて何らかの対応を検討すべきである。

8-2　医療事故調査制度の運用の問題

　本制度の運用において，報告事例が少ないことと，医療団体の問題がある。その要因は以下の通りであり，概要を図3に示す。

8-2-1　報告事例が少ない

　報告事例が少ないことの要因は，次の通りである。

①制度成立時の前提条件が実態と異なる

　推計値算定の元データの病院群と本制度の対象である全医療機関の相違がある。したがって，推計値と報告件数の単純な比較は意味がない。
  ・制度設計が固まる前の推計のため，本制度よりも幅広い事例が対象であり，報告対象である医療事故の定義が異なる
  ・特定機能病院や国立病院機構等のリスクが高い医療を担う病院等を対象とした調査結果に基づく推計である

②報告すべき事例が報告されていない
  ・医療従事者および国民・患者への制度の周知が不徹底
  ・法令の趣旨の理解
  ・法令の解釈の問題
　各事項に関しては後述する。

③制度成立後の経過時間が短い

8-2-2　医療団体の問題

　医療従事者が適切に本制度に対応しない理由として，医療団体，特に，支援団体の不適切な指導がある。

①医療事故調査・支援センター
  ・情報提供が不十分

8　医療事故調査制度の問題

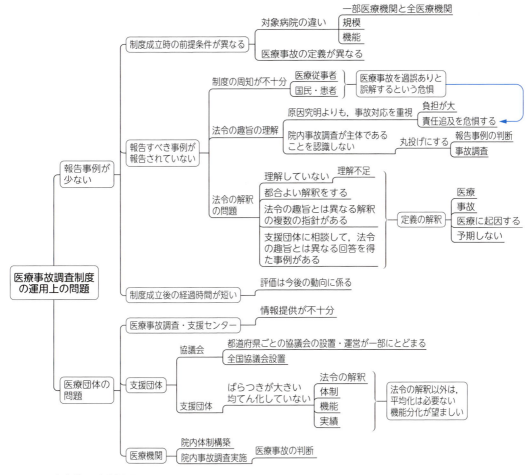

図3　医療事故調査制度運用の問題

・相談窓口の職員の能力のばらつき

②支援団体
・協議会
　・都道府県ごとの協議会の設置・運営が一部にとどまる
　・全国協議会設置した直後である
・支援団体
　・法令の解釈，体制，機能，実態等に関するばらつきが大きい
　・法令の解釈以外の均てん化は必要なく，支援団体の特性に応じた機能分化が望ましい
・医療機関
　・病院管理者および幹部職員の法令遵守の意識の低さ

・医療機関の院内体制構築，事故調査実施が不十分である

8-3 報告すべき事例が報告されていない要因

報告すべき事例が報告されない要因は，以下の通りである．

①医療従事者および国民・患者への制度の周知が不徹底
・国および医療関係団体が情報を提供しているが，本制度の重要性を理解しようとしない者には，受け入れられず，効果が表れていない
・原因究明を目的としながら，実際には，遺族への説明・対応，遺族の納得も目的としているので，本制度の重要性を明確に提示できていない

②法令の趣旨を理解しようとしない
・国および医療関係団体が情報を提供しているが，本制度の趣旨を理解したくない，理解しようとしない
・本制度の医療事故の定義は明確であり，過誤・過失の有無は関係ないとしているにもかかわらず，"医療事故"とは，過失による事故と考えて，過失がないから報告しなくてよいとする医療従事者，医療機関が多い
・事故調査の負担感が大きく，また，責任追及を危惧して，原因究明よりも事故対応を重視する
・院内事故調査を主体的にしなければならないことを認識せず，報告事例の判断や事故調査を丸投げにする医療機関がある

③法令の解釈の間違い
・法令を理解していない，理解不足，自分に都合のよい解釈，間違った解釈をする（詳細は次項8-4で解説する）

8-4 法令の解釈

本制度運用における最大の問題は，医療事故の定義の解釈の間違いである．すなわち，①提供した医療に起因する，②予期しなかった，死亡または死産事例の判断の間違いである．法令に詳細かつ明確に記述されているにもかかわらず，それとは異なった解釈をする団体や医療機関がある．医療不信のもとになるので，早急に改善する必要がある．

8-4-1 医療事故の定義の要素

本制度の医療事故の定義を語句に分解して，具体的事例で，1つ1つ対応させて考

表2 医療事故の定義の要素

	当該病院等に勤務する医療従事者が提供した医療に起因し，又は起因すると疑われる死亡又は死産			
要素	当該病院等に勤務する医療従事者が	提供した医療に	起因し	又は起因すると疑われる
解説	病院職員が	医療行為業務として実施した	原因となった	要因の可能性がある
	当該管理者が当該死亡又は死産を予期しなかったものとして厚生労働省令で定めるもの			
要素	当該管理者が	当該死亡又は死産を	予期しなかった	として厚生労働省令で定めるもの
解説	病院長が組織代表者として	個別具体的に当該死亡を	一般的，統計的な可能性ではない。記録・追跡性重視	医療法第6条の10に基づき，省令・通知で規定具体的に3事例を提示

えると明確になり，理解しやすい。すなわち，医療事故を，以下の手順で考えればよい。

①提供した医療に起因する

「当該病院等に勤務する医療従事者が提供した医療に起因し，又は起因すると疑われる死亡又は死産」を，「当該病院職員が」，「業務として実施した行為（医療）が」，「原因となった」，「死亡又は死産」に分解する（表2）。

医療行為とは何かは，表1に示すように，状況〔5W1H：Why（何のために）・Who（誰が）・What（何を）・When（いつ）・Where（どこで）・How（どのように）〕により，医療行為か医療類似行為かを判断する。医療従事者の行為であっても，悪意の行為は犯罪であり，医療行為ではない。

②予期しなかった，死亡または死産

同様に，「当該管理者が当該死亡又は死産を予期しなかったものとして厚生労働省令で定めるもの」を「病医療機関管理者が組織代表として」，「当該患者の死亡又は死産を具体的に」，「予期しなかった」，「省令・通知で定めるもの」（予期したとして明記した3事例以外の事例）に分解する（表2）。

8-4-2 法令の趣旨と異なる解釈と法令の趣旨に基づく解釈

前項では，本制度成立後の問題として，法令，特に医療事故の定義の間違った解釈があることを指摘した。そして，医療事故の定義を要素に分解して正しく理解することを提案した。多くの医療機関が適切な対応をしない要因として，以下が考えられる。

①法令の趣旨とは異なる解釈の複数の本制度に関する指針が公表あるいは出版されている。

I 医療事故調査の考え方

　　実務で判断に迷う事例はあるが，出版された指針に掲載された事例の多くに，明らかに法令の趣旨に反した解説がなされている。この問題に関しては，2016年4月，第17回日本医療マネジメント学会で報告した。詳細に関しては，紙幅の関係で，別の機会に論ずる予定である。法令の趣旨と異なる解釈と法令の趣旨に基づく解釈を対比した要点を表3に示す。

②支援団体に相談したが，法令の趣旨とは異なる回答がある。

　　すなわち，報告すべき事例にもかかわらず，報告しなくてよいとの回答を得た事例がある。

表3　法定の趣旨と異なる解釈・基づく解釈

区分	法令の趣旨と異なる解釈	法令の趣旨に基づく解釈
妥当性・納得同意・過誤	診療の妥当性に関する検証	妥当性ではなく，原因究明が目的である
	術前の説明と同意の妥当性	納得や安心は別の枠組みで検討すべき
	十分納得のいく説明がなされていれば，家族の不安，疑問は解消されていたであろう	
	過誤類型は対象ではない	過誤の有無は判断の考慮外である
医療に起因する	合併症は対象外	併発症は対象外。合併症は個別判断
	妊婦健診で通院継続中の死産は対象外	健診も医療である
	転倒・転落・誤嚥・身体拘束・抑制・褥瘡・入浴等，それ自体は医療ではない	状況（5W1H）によって判断が異なる
	原因が複数考えられる場合，死亡への影響が50％以上	死亡への影響の確率50％以上は根拠なし 個別具体的に根拠を示せれば，50％の必要はない
	原因不明は報告対象外	医療に関連すれば原因は問わない
	嚥下に問題ない患者への食事提供は医療ではない	食事提供は医療行為。起因の判断が問題になる
予期しない	医療機関のみんなが，意外に思う死亡のみ	管理者が個人ではなく，組織として判断する 現場の意見は聞くが，数の問題ではない
	管理者と現場の予期の違いをマトリクスで解説	
	予期の程度は具体的に予期する必要はない	一般的可能性・統計的数値ではなく，個別具体的に予期した事例
	予期とは，「あることはあるよね」というレベル	
	管理者が予期した単純過誤は対象外（例示：誤薬）	
	単純誤薬は一定の割合で発生しているので，予期した	
	ガイドラインに沿った癌化学療法で2〜3％死亡するので，予期した	
	予期しなかったと過誤をマトリクスで解説	過誤の有無は報告対象判断の考慮外
	不自然であると認識した事例は管理者に報告	自然か不自然かは考慮外。現場は通常の事故報告を徹底する（3b以上は報告する）

9 院内医療事故調査のあり方と方法

9-1 院内医療事故調査のあり方

　本制度の対象事例に限定して実施する体制では、日常の院内医療事故調査ができない。また、死亡後に、本制度の対象事例であると判断していては、事故調査が適切に実施できない場合がある。すなわち、本制度における院内医療事故調査は、一般的な院内医療事故調査の特殊な一部である、あるいは、その延長にあるという認識で、体制を構築する必要がある。すなわち、日常の活動が重要である。

9-2 院内医療事故調査体制の構築

9-2-1 日常の院内医療事故調査体制

　日常の院内医療事故調査体制に関しては、「Ⅱ　院内医療事故調査の実践　第1章　日常活動における院内医療事故調査」で詳述する。
①医療安全推進委員会設置
②医療安全推進委員会の活動

9-2-2 本制度における院内医療事故調査体制

　本制度における院内医療事故調査委員会では、常設の医療安全推進委員会とは別に、当該事例の調査に必要な者を病院管理者が指名する。委員が重複することは問題ない。外部委員を招へいすることになるが、支援団体に推薦を依頼することが透明性の確保の意味で重要である。院内医療事故調査委員会はプロジェクト委員会である。当該事例の調査報告書を病院管理者に提出し、質疑が終わり次第解散する。

9-3 院内医療事故調査の方法

9-3-1 院内医療事故調査の留意点

　院内医療事故調査を円滑に推進するためには、以下の事項に留意する必要がある。
①事故の原因究明が目的であり、責任追及、過失判断はしない
②情報収集・事情聴取・原因分析等を組織的に実施する
③分析手法を理解し、適切に分析し、根本原因への対策を検討し、再発防止に活かす

④情報の共有・開示・公開の決定など，情報管理を組織として明確にする

9-3-2 院内医療事故調査の実施
①医療事故の発生情報の収集
医療安全推進委員会および病院管理者に，適時，適切に事故情報を報告する体制を構築する

1）一般の医療事故調査
　ヒヤリ・ハット（インシデント・アクシデント）報告収集（p.49詳述）
2）本制度における医療事故調査
　ⅰ　全死亡事例の情報収集
　　2016年6月の医療法施行規則改正において，全死亡事例を病院管理者が把握することが義務化された。
　ⅱ　本制度の報告対象事例および疑い事例の情報収集
　　本制度の報告対象事例になる可能性がある事例を，死亡する前から病院管理者に報告・相談する仕組みが必要である。その理由は，死亡してからでは報告が遅れること，また，死亡するまでに，調査に必要な材料が散逸して，調査が不十分になる虞れがあるからである。

②院内医療事故調査の手順（段取り）
1）事故調査すべき事例の選定
　ⅰ　一般の医療事故調査の場合
　　・医療安全推進委員会が，重大事故事例を選定する
　　・医療安全推進委員会が，重大事故ではなくても頻発する様式の事例を選定する
　　・病院管理者が，重大事故事例を選定する
　　・病院管理者が，重大事故につながる可能性があると判断した事例を選定する
　ⅱ　本制度における医療事故調査の場合
　　・病院管理者が，法令に基づいて，対象事例か否かを判断する
　　　ここで留意すべきことは，病院管理者が判断する前に，当事者や上司，あるいは医療安全推進委員会の判断が入ることである。すなわち，病院管理者の判断の前に選択がかかることである。仮に適切な選択であったとしても，法令の趣旨に沿ってはいない。したがって，病院管理者への適時・適切な報告や相談が望ましいが，報告や相談がなくても，また，死亡する前に病院管理者が情報を把握できる仕組みが必要である（「Ⅱ　院内医療事故調査の実践」で詳述）。
2）事故調査委員会設置
　・1）ⅰの場合は，医療安全推進委員会が担当する
　・1）ⅱの場合は，病院管理者が院内医療事故調査委員会を設置し，委員を任命

する。
3) 事故調査実施
- 事実把握・事実確認に基づいて，原因を究明する。
- 原因究明の方法にはいくつかあるが，時系列で出来事（事象）の1つ1つをもれなく把握し，問題と考えられる各事象の要因・原因を追究する根本原因分析（RCA：Root Cause Analysis）が最適である。
- RCAは，医療従事者の思考過程，特に診断治療の思考過程に合致する。診断治療は問題解決だからである（図4）。他の手法を併用することはある。

i 事実確認
 a）事故発生報告書から，「出来事流れ図」を作成
  1つの出来事には，主語，述語，目的語をそれぞれ1つずつ記述する。複数記述すると，どこに問題があるか分析できない。
 b）事故発生報告書は不完全であり，現場の状況（環境），使用した機器，器材，薬剤を調査
  死亡前から，散逸しないように保全・保管に留意する。
 c）診療記録等を調査
  記録間に食い違いがありうるが，そのまま記述する。食い違いは，後から複数の手段で正誤を確認する。
 d）当事者から事情聴取
  この段階では，事実のみ確認する。責任追及になりがちであり，当事者間の発言に食い違いがありうるが，そのまま記述する。食い違いは，後から複数の手段で正誤を確認する。
 e）「出来事流れ図」を修正
  b）〜d）に基づいて，「出来事流れ図」を修正する。ここまでは，事実確認（4W1H：Who・What・Where・When・How）である。この段階では，決して，「なぜか（Why）」とは聞かない。事故発生報告（書）で表現される問題の出来事の多くは，ヒューマンエラーである。聴取される当事者は責任追及と感じるからである。

ii 原因究明（根本原因分析：RCA）
 a）「出来事流れ図」に対して，「なぜなぜ分析」により，要因，根本原因を抽出
  この段階で，初めて，なぜか（Why）と聞く。行為，不作為，不遵守等の理由を聞く。ヒューマンエラーで終わらせてはいけない。ヒューマンエラーを惹起する背後要因を抽出するまで，なぜなぜと続けることが必要である。ヒューマンエラーで終わらせてはいけない理由は，背後要因（根本原因）を抽出し，それをつぶさない限り，再発防止ができないからである。ヒューマンエラーの対策では，注意せよ，気をつけよ，と精神論になるからである。

I　医療事故調査の考え方

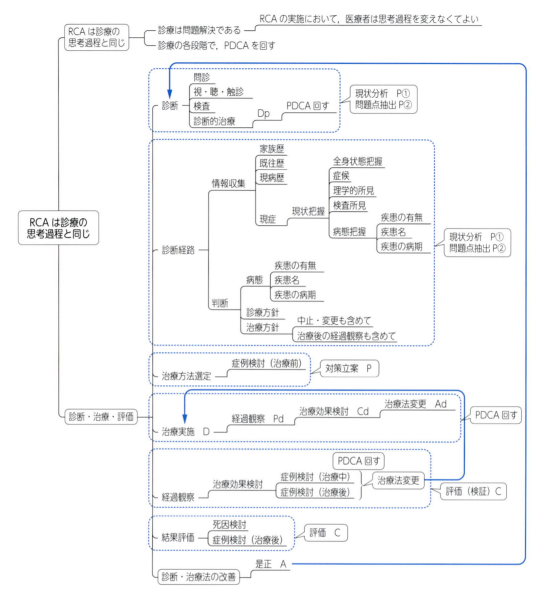

図4　RCAは診療の思考経路と同じ

b）因果図を作成

「なぜなぜ分析」で抽出した，要因（なぜの答え）だけを残した図が因果図である。なぜなぜの要因の一番最後の要因が，根本原因の候補である。

ここまでが，原因究明である。この先の対策立案，対策実施，結果の評価，標準化の一連の作業は，問題解決，すなわち，事故対応である。

9-3-3　原因分析が円滑にいかない理由

原因分析が円滑にいかない理由は以下の通りである。
①RCAなどの原因分析ツールに精通した職員が少ない
②分析ツールの講義・研修・訓練を受けた職員が少ない
③分析ツールに精通した人の招集が難しい
④医療安全に精通した人の招集が難しい
⑤個々の事例に精通した医療専門家が少ない
⑥医療専門家，特に公平性を担保できる医療専門家の招集が難しい
⑦医療安全の専門家が少ない
⑧事実確認が不十分で原因分析ができない
⑨「出来事流れ図」が時系列になっておらず，原因分析が不十分になる
⑩結論ありきの分析になる
⑪論理の不整合，論理の飛躍が見られる
⑫ヒューマンエラーを根本原因とする

①〜⑦までの多くは人の問題であろう。例えば全日本病院協会の医療の質向上委員会では，毎年，医療安全管理者養成研修会で，RCAとFMEA（故障モード影響解析）の教本に基づいて演習を実施している。また，医療事故調査等支援委員会は要請に基づいて事故調査の専門家を派遣している。こうした支援団体や当該領域の学会に依頼することが原因分析を円滑に進める近道であると思われる。

⑨の「出来事流れ図」は業務フローである。時系列になっていないのは，出来事の記述に漏れがあることを意味する。⑩，⑪ともに，経験豊富な医療者には，おおよその原因を想定できる。しかし，段階を踏んで，問題がある出来事からなぜなぜと分析しなければ，重大な要因が抽出できないことがあるので，根本原因分析をする意味がない。

⑫のように，ヒューマンファクター，データ管理などに精通しておらず，適切に原因を追究できないことが原因である。前述のように，ヒューマンエラーは必ずしも根本原因ではなく，そのほかの原因（背後要因）に基づく結果である。また，ヒューマンエラーには背後要因が1つとは限らず，複数あることが多いので，諸要因との関連性を検討しないと根本原因には至らない。

9-3-4　根本原因分析（RCA）は医療に適合しやすい

前項に関連して，RCAをしない理由として，RCAの研修を受けた職員や，RCAに精通した職員がいないことを挙げる人が多い。しかし，RCAは決して特殊な考え方・手法ではなく，医療従事者，特に医師の診断・治療の思考経路と全く同じである（図4）。

それに気づけば，RCAの医療への適用は難しくはない。RCAの考え方や作法を学べばよい。何でも，新しい道具を使う時には，その道具の用途，用法を学ばなければならない。食わず嫌いの人が多いことを危惧する。

10 厚生労働科学研究費事業「診療行為に関連した死亡の調査の手法に関する研究」

　1999年に相次いだ医療事故に端を発し，患者や医療関係者などから，医療事故の再発防止を図る医療事故調査制度の創設が強く求められ，政府や与党において議論が続けられてきた。2012年2月に厚生労働省に設置された「医療事故に係る調査の仕組み等のあり方に関する検討部会」で，医療事故調査に焦点を当てた「医療事故に係る調査の仕組み等に関する基本的なあり方」について提言が取りまとめられ，2014年の通常国会に本制度の創設を含む医療介護総合確保推進法案が提出され，同年6月に可決・成立した。

　著者らは2015年10月に本制度の施行が予定される中，これまでの知見を整理し，学術的な検討を行い，本制度の運用に必要となる指針を提案することを目的とし，2014年7月に厚生労働科学研究費事業「診療行為に関連した死亡の調査の手法に関する研究」（研究代表者：西澤寛俊）において研究・検討を行った。医療界・患者代表・法曹界から広く28人の研究協力者の参加を得たうえで，各研究協力者が有する知見を提供してもらい，意見を集約した。

　検討するにあたり，研究協力者の医療への関わり方，知識，考え方はさまざまであるため，医療事故調査制度について共通の認識が必要と考え，医療事故調査制度の理念を記載した。

10-1　医療事故調査制度の理念

　本制度は，医療の安全確保を目的として，医療事故の再発防止につなげることであり，そのために，医療者の自律的な取り組みとして医療事故の調査・分析を行うものである。医療事故発生当該病院等が主体的かつ適切に院内事故調査を実施することが，医療の安全確保と質の向上につながるため，院内事故調査の実施体制の構築が重要である。医療事故の調査の基本は事実経過の的確な把握であり，そのためには，事故発生（インシデント・アクシデント）が適時，適切に報告されることが必須である。報告者の非懲罰性の確保が重要であり，個人の責任追及は本制度の目的ではない。また，医療者が事故の概要を遺族に適切に説明するよう努めることが重要であると考えられる。

　次いで，医療事故の報告などに関する事項，院内調査に関する事項，センター業務について，検討を重ねた。それぞれの項目について意見が対立する場面もあったが，十分時間をかけ，可能な限り意見を集約することができたと考える。医療提供者，

患者団体，法曹界の立場での意見の違いは想定されたが，同じ立場内での意見の相違と対立が見られた。医療そのものに対する考え，医療安全，医療事故調査に関する知識，スタンスの違いなどが要因として考えられた。

議論を振り返ってみると，医療事故調査制度において，報告対象となる医療事故，遺族への説明，センターへの報告についてなどに多くの時間をかけたものの，制度の柱である医療事故の院内調査については十分な議論が行えなかった。その理由として，われわれ医療提供側において，医療安全に対する取り組み，院内事故調査を行う体制，実践が不十分なことが考えられる。

今回の医療事故調査制度は，医療機関が自ら医療事故であるか否かを適切に判断したうえで調査を行い，医療の安全を図る仕組みであり，それだけ医療機関に課せられた責務は重い。医療者は患者家族や社会からの期待を自覚して，高い倫理観と専門性を持って，自律的に医療事故調査制度を運用していく必要がある。医療機関においては，医療事故が発生した際には，自院の特性専門性を勘案して，院内医療事故調査を含め，適切な対応を取ることを切に願うものである。

11 諸外国における医療事故調査

1990年代後半以降，医療の質と安全は各国において大きな社会的関心を集め，重要な医療政策課題となった。これまで各国において行われている主要な取り組みを紹介する。

11-1 医療事故情報の収集・分析

医療機能評価機構の医療事故収集等事業，米国Joint Commission（JC），英国National Health Service（NHS）など。対象の病院（全国レベル，特定の病院グループなど），事故様態（すべての医療事故，テーマを特定したものなど）はそれぞれ異なる。医療事故情報を広く収集し，データベースとして検索可能とし，警鐘事例に関してはニュースレターなどを用いて注意を促している。

11-2 医療安全基準の整備

広くは医療安全を考慮した医療機器，薬剤，医療情報機器等の制度としての認証。病院における，患者確認，サインイン，タイムアウトの実施等が含まれる。医療ICT

の普及に伴い，医療情報機器（ソフトウエアを含む）も認証の対象とすべきとの議論がなされている。病院においては，新たな部門システムとして医療ICTを導入する場合に，他の部門システム，業務フローとの整合があらかじめ検討される必要がある。

11-3 医療安全指標の整備

医療安全文化の測定手法は複数提案されており医療安全指標（PSI），医療安全文化（HSOPS）などがある。

PSIは米国AHRQ（Agency for Healthcare Research and Quality）が開発した医療安全に関わる指標群で，病院単位の指標（20指標），地域単位の指標（7指標）から構成される。病院単位の指標は米国でのメディケアの支払いにも反映されている。日本でのDPC/PDPSのデータからも算出は可能である。比較可能性については，日米でのコーディング習慣の相違から当面は慎重にすべきであり，研究ベースと考えた方がよい。

米国AHRQの開発したHSOPS（Hospital Survey on Patient Safety）は代表的なものである。職員に対するアンケート様式で44項目からなる。米国AHRQでは実施した病院から任意でデータを得て，それを基に標準値を明らかにしている。各病院は，過去との比較，標準値との比較により，改善すべき領域，改善の状況を知ることができる。日本語版も開発され利用可能である。

11-4 医療安全管理者の養成・配置

各国における医療安全管理者の養成は，病院団体等により実施され，一部，大学（院）などでも養成課程が設置されている例が多い。日本でも病院団体などを中心に医療安全管理者の養成が行われ，病院への配置が進められている。全日本病院協会の調査では，300床以上の急性期病院のほとんど，全病院の過半数は医療安全管理者を配置している。医療安全管理者の配置は診療報酬上も評価されている。医療安全管理者の活動内容の明確化，継続研修，キャリアパスの開発などが課題である。

11-5 医療事故調査の制度化

日本では11-1，11-2，11-4がこれまで行われ，新たに医療事故調査制度が導入された。11-3については，研究ベースで紹介されるにとどまり，利用している病院は少数である。特に，11-1については，日本医療機能評価機構が全国規模で継続的に医療事故，ヒヤリ・ハット事例を収集し，データベースとして検索等のサービスも提供しており，世界的も優れたインフラとなっている。医療事故調査制度については，信頼醸成を目的としていること（紛争処理である訴訟における医療の専門性を考慮し

た制度とは異なる），医療事故の対象・分析組織および方法・報告書の記載項目等を明確にして法令で規定していることは，世界的にも注目される。今後は，新制度の影響を定期的に評価し，制度改善と結果の活用を図っていくことが課題であろう。

II

院内医療事故調査の実践

　日常の安全管理活動が適切でなければ，本制度における医療事故報告事例か否かを適切に判断し，適切に院内事故調査を実施することができない。院内事故調査の実践を，「第1章　日常活動における院内医療事故調査」と「第2章　本制度における院内医療事故調査」に分けて解説する。

第1章

日常活動における院内医療事故調査

1 日常活動における安全管理

1-1 安全管理は組織管理の最重要課題

　医療の安全を確保するには，医療事故が発生してから慌てて対応したのでは遅い。日常活動の中で，体制を構築し，教育研修を実施しなければならない。安全，安全と叫んでも，また，安全確保は義務だからと形式を整えるだけでは，安全は確保できない。安全を確保するには，日常業務の中で，全職員に安全確保の意義・考え方・方法を理解させ，組織内の情報を共有し，連携を強化し，継続的に質向上の努力をしなければならない。すなわち，質重視の経営・総合的質経営（Total Quality Management：TQM）の実践が必要である。

　安全確保・安全管理は，組織管理の最重要課題の1つであるという認識が必要である。

1-2 安全文化の醸成

　安全確保には文化的要素と技術的要素がある。両者が一体となって，相互に影響して，安全を確保できる。特に，安全確保を重視する文化や風土，すなわち，安全文化の醸成が重要である。確たる理念・方針に基づいた，地道な努力が必須である。

　安全文化は組織のトップが率先垂範しなければ醸成できない。これは，質重視の経営・総合的質経営（TQM）の展開においても共通することである。

1-3　日常業務の確実な実行

　　理念・方針に基づいて，日常業務を確実に実行することが基本である。しかし，実際には，「まあ，いいか」と意図的不遵守があるから，また，うっかり間違えるから事故が発生するのである。手順やマニュアルを作成し，計画通り，予定通りに業務を遂行するだけでは事故はなくならないし，原因を究明することはできない。人間の心理，特性と環境要因との関係，ヒューマンファクターを理解しなければならない。

1-4　質・安全に関する教育・研修

　　職員に対して，以下の事項を繰り返し教育する必要がある。
①自組織の理念・方針を明示する
②規程・標準・手順・マニュアルを作成し，提示する
③業務に必要な知識・技術を習得させる
④計画を策定する
⑤目標を設定する
⑥実行結果を評価する
⑦改善する

2　安全管理は継続的質向上から

2-1　業務フロー図

　　Ⅰで述べたように，医療は極めて複雑，危険，不安全な業務である。24時間365日休みなく，多職種が多部署で並行あるいは断続的に作業する。病院の組織および業務は複雑であり，医療事故調査をする場合には，業務フローに基づいて分析しなければ，不十分になりがちである。したがって，事故が発生してからではなく，日常の業務を分析し，業務フローに沿った手順書を作成し，業務フロー図を作成しておくことが望ましい。

　　業務フロー図は，業務を時系列で，作業担当者別に記述したものであり，一覧性があり，相互の関係が明確になる。業務フロー図を作成する段階で，職種間，部署間の情報共有と連携ができる。また，この段階で業務の問題点が見えてくるので，問題や事故が発生する前に，改善することができる。事故発生時には，予定の（計画した）業務フローと，事故発生時の業務を時系列で記述した「出来事流れ図（業務フロー概

Ⅱ　院内医療事故調査の実践

要図に相当する）」を比較すると，両者の相違から，問題や要因が見えてくる。
　注射・点滴薬投与の3点認証システム導入前後の業務フローを表したプロセス図を例示する（図5）。業務全体を俯瞰し，作業レベルまで詳細化することができる。

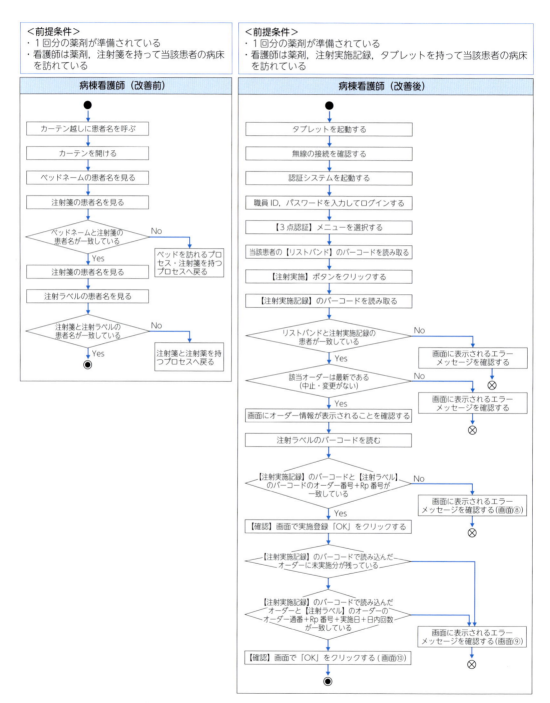

図5　注射・点滴薬投与プロセス図（3点認証システム導入前後）

2-2 未然防止

　重大な事故が発生しやすい業務に関して，当該業務フローに沿って発生しうる不具合様式（故障モード）を抽出し，業務や患者への影響を分析し，重大な不具合様式に対して事故が発生する前に対策を立案し，実施することが肝要である。これを未然防止という。未然防止の品質管理手法に故障モード影響解析（Failure Mode and Effects Analysis：FMEA）がある。

　業務フロー，情報システム，担当者などを変更したときに，問題や事故が発生しやすいことから，変更時の適切な対応が重要である。1度FMEAを実施した業務であっても，変更があったときには，再検討する必要がある。これを変更管理といい，通常業務の維持管理と対応の仕方を区別する必要がある。最も重要かつ確実な未然防止方策は，情報共有，組織内の連携，職員の資質向上である。

　以下のように，間違いを考慮した仕組みを構築する。
　①間違わない仕組み：フールプルーフ（未然防止）
　②間違った場合に警告あるいは作業を停止する仕組み：フェイルセーフ
　③間違っても影響を解消あるいは軽減する仕組み：フェイルセーフ

2-3 事後対応

　種々の対策を実施しても，事故は発生する。事故が発生したときに事後対応として行うのが，事故調査である。事故発生のたびにモグラたたきのように抑えるのではなく，その要因・原因をもとからたたかなければならない。そのもとが根本原因である。事後対応の要点は，根本原因を究明し，根本原因を取り除く，あるいは，影響を軽減することである。

3 安全管理の法制化

　すべての医療機関に安全管理が義務づけられている。すなわち，医療法第1条に，「この法律は，医療を受ける者による医療に関する適切な選択を支援するために必要な事項，医療の安全を確保するために（略）施設の整備並びに医療提供施設相互間の機能の分担及び業務の連携を推進（略）医療を受ける者の利益の保護及び良質かつ適切な医療を効率的に提供する体制の確保を図り，もつて国民の健康の保持に寄与することを目的とする」と明記されている。

Ⅰで記述したように，1999年の医療事故以後，社会の医療の安全確保に関する要請が強まり，2000年4月の医療法施行規則改正で，特定機能病院に医療安全指針の策定等が義務づけられた。2002年10月，特定機能病院，独立行政法人国立病院機構が開設する病院などに日本医療機能評価機構への医療事故報告が義務づけられ，2007年4月，すべての医療機関を対象に，医療安全管理，院内感染対策，医薬品安全管理，医療機器安全管理が義務づけられた。

また，診療報酬制度で，医療安全対策に関する一定の基準を満たした病院は，入院基本料に医療安全対策加算を算定できる。

4 医療安全管理対策

医療安全対策加算は，組織的な医療安全対策を実施する保険医療機関を評価するものである。組織的な医療安全対策とは，医療安全管理者が，医療安全管理委員会と連携しつつ，当該保険医療機関の医療安全に関わる状況を把握し，その分析結果に基づいて医療安全確保のための業務改善などを継続的に実施することをいう。

医療安全確保のための職員研修を計画的に実施し，医療安全管理者が必要に応じて各部門における医療安全管理担当者を支援し，その結果を記録する必要がある。

安全管理対策として実施すべき事項は，次の通りである。

4-1 指針策定と実施

医療安全管理指針，院内感染対策指針，医薬品業務手順書，医療機器保守点検計画を策定し，実施しなければならない。

4-2 体制構築

安全管理の体制を構築するために，医療安全管理委員会，院内感染対策委員会，常勤の医薬品安全管理責任者，常勤の医療機器安全管理責任者を設置あるいは配置しなければならない。

4-3 安全管理に関する職員研修

医療安全管理および院内感染対策を年2回，医薬品安全使用（必要に応じて），医

療機器安全使用(新規の医療機器を導入時に実施)に関する研修を実施する。なお無床診療所・歯科診療所の場合は,外部講習会の受講でもよい。

4-4 記録

医療安全管理に関する記録の整備が必要である。
①職員研修の日時,出席者,研修項目
②事故報告書
③「医薬品の業務手順書」に基づく業務の実施の定期的確認と記録
④「医療機器の保守点検計画」に基づく実施状況,使用状況,修理状況,購入年など
⑤医療安全管理対策委員会との連携状況
⑥患者などの相談件数および相談内容,相談後の取り扱い
⑦その他,医療安全管理者の活動実績

5 医療機関管理者の役割

前述した通り,全医療機関に安全管理の義務が法制化されている。医療機関管理者は,組織の安全確保の体制構築と実践の最終責任者である。実務担当者を任命し,権限を委譲することは必要であるが,状況を適切に把握し,判断し,必要に応じて指揮命令しなければならない。

法令遵守は義務であるが,遵守すればよいというものではない。より積極的に,組織管理・質管理・総合的質経営の一部であるという観点で取り組まない限り,成果は挙げられない。

具体性が重要なので,ここでは練馬総合病院の事例を用いて解説する。他の病院でも,それぞれの特殊な環境や運用に適合させて採用できる考え方や方法である。

5-1 方針・指針・規定の策定

組織として,安全確保および質向上・改善に関する基本方針・指針・規定を明確にすることが重要である。病院の就業規則に明記する必要がある。

5-2 周知

　方針・指針・規定等を作成したら，明文化し，全職員に病院の方針を周知しなければならない。一部の管理職や委員だけが理解し，活動しているだけでは安全は確保できない。
　①質向上・安全確保を定款，就業規則に明記し，イントラネットで閲覧可能とする
　②安全管理に関する方針・指針・規定等を制定し，明文化する
　③新入職員研修および安全管理研修を行い解説する
　④役職者研修・一般職員研修で，講義と演習で検討する。

5-3 安全管理体制の構築

①医療安全推進委員会の設置

　医療安全推進委員会を設置する。委員会の目的は，医療事故防止および安全確保の取り組みを効果的に推進し，医療事故防止および安全確保体制の整備を図るために必要な事項を検討し，医療機関管理者に提案または答申することである。

　委員会の構成員は，医療の安全確保に必要な，副院長（診療部長）を医療安全推進委員会委員長に指名し，（専従または専任）医療安全管理者，医薬品管理責任者（薬剤科長），医療機器管理責任者，臨床工学技士（ME），感染対策委員会委員長をはじめ，看護部長，事務部長，診療技術部長，診療科から選出された医師，各病棟・外来・手術室看護師長，薬剤科，栄養科，検査科，放射線科，リハビリテーション科，その他委員会委員長が必要と認めた者を委員として指名する。

　院長は，医療事故防止および安全確保に関し，知識および経験を有する者を委員会の特別委員に任命することができる。

②自組織の安全管理状況を把握
　1）医療事故報告制度
　　インシデント・アクシデント報告制度を制定し，事故事例を収集する。
　　i　インシデント・アクシデント報告，収集，分析
　　　a）予期しない不具合を漏れなく報告，収集する
　　　b）インシデントとアクシデントを区別しないで報告，収集する
　　　c）報告を処罰や人事考課に反映させない
　　　　・報告は匿名でも可とし，報告したことによる処分はしないことを明文化
　　　　　（これにより，練馬総合病院では，ほぼ記名で報告されている）
　　　d）層別化して分析する
　　　　・収集したデータは，CoMedixにより自動的に統計データを表およびグラフで表示できる。自由記載欄（文字データ）も一覧が可能。データを

　　　　Excelに落とせるので，さらに詳細な分析も可能。
　ii　インシデント・アクシデント報告分析結果の活用
　　a）分析結果を定期的にイントラネットおよび文書などで職員に周知・還元している。
　　b）分析結果を改善に活用する（改善策検討・対策実施時の推進）
　　c）分析結果を教育に活用する

2）安全巡視

　安全巡視は，専従医療安全管理者が毎日，医療安全推進委員会が毎月実施している。

　i　安全巡視の目的
　　安全巡視の目的は以下の通りである。
　　a）安全管理に関する現場の実施状況を把握
　　b）安全管理を監査する仕組み
　　c）監査の結果を職員に還元する
　　d）巡視する職員と現場職員にとって，危険予知訓練となる
　　e）適切な安全管理をしなければならないという現場職員への意識づけ
　ii　安全巡視の手順
　　a）5S（整理・整頓・清掃・清潔・しつけ）の視点で各部署を回る
　　b）現状把握
　　c）現場との情報共有の機会とする
　　d）問題点を見いだし，安全予防（未然防止）策の実施につなげる
　　e）危険予知の意識向上・再発防止対応

3）院長による巡視

　安全巡視とは別に院長が，5Sの観点から毎朝あるいは随時，現場を巡視する。過去に指摘した事項の励行状況の把握をはじめ，職員の挨拶や態度も職場風土を把握する材料となる。

4）院長がいつでも報告内容を確認できる仕組みの構築

　i　事故報告
　　即時性・迅速性を考え，イントラネットによる入力が適している。ExcelまたはFilemakerで作成可能である。事故報告はこれまで紙→Excel→Filemaker→CoMedixと変遷しており，現在は統計的データも自動出力できるようになった。しかも，院長室からだけではなく，病院外（国外も可）からもVPN接続でいつでも閲覧，入力が可能である。
　ii　生体情報モニター
　　生体情報モニターのログを解析して事故の発生を未然に防止する仕組みを構築している。
　　a）生体情報モニターの患者の状態に合わせた装着

b）生体情報モニターの患者の状態に合わせたアラームの設定

c）生体情報モニターのアラームへの対応状況

d）上記の分析結果を部署別に時系列で各部に提示

iii　人工呼吸器の管理

a）ME室でQRコードを使用し，使用場所，医療機器，貸し出しまたは返却した職員を管理する

b）人工呼吸器を使用する前に使用前点検（作動確認テストUVT）を行う。ME不在時は，看護師あるいは医師が行う。

c）患者の状態に応じて，気道内圧・換気量・回数・時間・酸素濃度について適切にアラームを設定する

d）人工呼吸器使用中にアラームが鳴ったときは看護師が対応する

e）人工呼吸器使用中の点検は看護師が1日に深夜，日勤，準夜の計3回行う。

f）人工呼吸器使用中の点検はMEも1日1回行う。

g）1週間に1回RST（Respiratory Support Team）カンファレンスを行う。RSTメンバーは医師，看護師，理学療法士，ME

h）定期点検を，3カ月ごとにMEが実施，6カ月ごとに機器製造会社が実施

iv　医薬品認証

医薬品の中でも重大な事故が発生しやすい注射・点滴薬の使用に関して，認証システムを構築して事故発生の未然防止の仕組みを構築している。すなわち，病床での投与時に，患者リストバンド，医薬品，処方指示（注射処方箋）の3点のバーコードを認証するシステムである。

v　医療材料の使用状況

医療材料の使用状況を，医療材料のバーコード，患者ID，使用者IDの照合状況を分析している。

vi　ii〜vの分析結果を各部署に還元するとともに，医療安全講習会で提示する。結果を還元することにより，各部署間の差が縮まる。具体的には，照合・認証等実施率が上がり，投与前に照合不一致を発見し，患者間違いは0件を維持している（図6）。また，医療材料実施未入力件数も減少している（図7）。

5）全死亡事例を把握

医療機関管理者が，医療事故や予期しない重大な不具合事例を把握することに加えて，全死亡事例を把握する必要がある。練馬総合病院では，質保証室職員が毎朝，（前日から朝までの1日間の）全死亡例の死亡診断書と診療記録を監査する仕組みをFileMakerで構築している。2016年6月の医療法施行規則改正で，院長は全死亡例を把握することが義務づけられたが，すでにこの仕組みを構築していたので特段の変更・追加業務はなかった。

5　医療機関管理者の役割

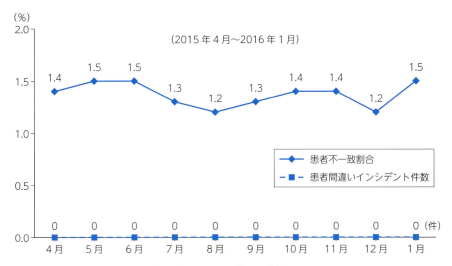

図6　患者不一致率と点滴患者間違いインシデント件数

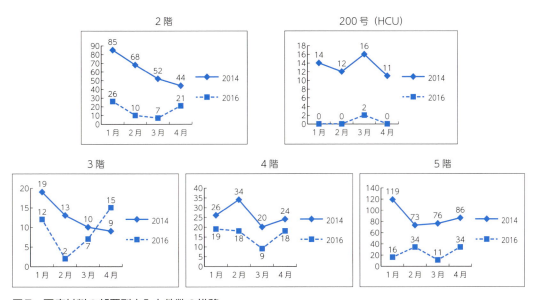

図7　医療材料の部署別未入力件数の推移

③必要に応じて対応策を協議

　自院の現状を把握し，分析した結果，緊急に対応しなければならない事例があれば，医療機関管理者および医療安全推進委員長などが検討し，対策を立案し，実施させる。

　緊急性がない場合は，医療安全推進委員会あるいは事案ごとに設置するプロジェクト委員会で検討させる。対策を実施する場合には，医療機関管理者が承認する。

④医療安全に関する情報収集・発信（研修会開催，安全ニュース発行）

　医療安全に関する情報が氾濫しているので，医療安全推進委員会あるいは役職者が情報の内容を確認することが重要である。情報を提供する部署，担当者を適切に選定しないと，情報が滞ることがある。

　また，イントラネットに情報を掲載する場合，閲覧しない職員がいることに留意する必要がある。過去に情報提供していても，時間の経過とともに忘れるか，重要性の認識が薄れることが常であるため，繰り返し情報提供する必要がある。

⑤研修

　分析結果をもとに，教育委員会が医療の質向上活動推進委員会とともにExcel，PowerPoint，統計手法，分析手法（RCA，FMEA，業務フロー図，特性要因図）などの医療安全管理研修会を実施している。

　本制度への準備として，法制定後，役職者研修と一般職研修を行い，制度の解説だけでなく，本制度における医療事故の定義と解釈を演習で検討した。本制度の医療事故の定義，「医療に起因する」と「予期しない」の判断をグループ討議し，○×で記入させ，なぜそう判断したかを発表，討議する。ここで確認すべきことは，次の点である。

a）○×の正解か否かが重要ではなく，判断の根拠が重要
b）職員が医療事故の判断をする必要はない
c）今まで通り，インシデント・アクシデント報告をすればよい
d）院長は，このように医療事故か否かを判断するということを理解しておけばよい
e）医療事故の可能性があれば，上司あるいは医療安全管理者に早めに相談，報告をする
f）医療事故調査に支障がないように現状を保全し，使用した医薬品，医療材料などを保管する

5-4　原因究明

　原因究明における留意事項は以下の通りである。

①事故報告の定期的分析と原因究明，再発防止策の検討

　委員の重複は構わないので，原因究明と再発防止策検討は別のチームで行うことがよい。

②医療安全推進委員会による原因分析

　重大な事故（国立大学医学部附属病院医療安全管理協議会によるインシデント影響

度分類Ⅲb以上）が発生した場合，院内事故調査をすることが望ましい。また，これとは別に，院長が重要と判断した事案に関して，原因分析を医療安全推進委員会に指示・命令する。

③分析手法の選定

原因分析の手法は複数あるが，事故の原因分析には，RCAを推奨している。時系列で分析する手法がほかになく，医療者の思考経路と全く同じであるからである。

④分析実施における留意事項

ⅰ　委員会開催日程

専従の医療安全管理者以外の委員は担当業務があるので，委員会の日時，回数，会議時間などに配慮する。すべての委員が毎回参加する必要はない。外部委員を招へいする場合には日程調整に配慮する。

ⅱ　議事録をまとめる担当者の役割が重要である。

　a）院内資料としての報告書と，匿名化した外部報告用の報告書を取りまとめる。

　b）匿名化しても，当事者には個人を特定可能なので，書き方によっては，責任追及とも受け取られるので，十分注意しなければならない。

ⅲ　現状把握・事実確認（使用物品・記録・当事者から事情聴取）の時に，責任追及にならないように配慮する。

ⅳ　背後要因を抽出

　a）原因分析（要因・原因究明）は，ヒューマンエラーで終わらせず，背後要因を抽出するまで検討する。

　b）ヒューマンエラーで終わらせない理由は，「個人は悪くない」，「背後要因をつくる組織が悪い」ということではない。過失の有無や責任の所在を問うのではない。

　c）ヒューマンエラーで終わらせると，背後要因となる根本原因が抽出できないからである。

⑤分析結果を職員に提示

分析結果を経時的職員に提示することにより，自部署の経時的推移を把握でき，また，他部署との比較検討が可能となる。

⑥事故調査報告書の受領

院長は事故調査報告書が適切であるか確認し，不十分であれば，訂正あるいは再調査を命ずる。

5-5 再発防止策の検討

　事故調査報告書に再発防止策が記述されている場合がある。その場合には，再発防止策に過不足がないか確認する。不十分だった場合，再発防止策を立案する委員会あるいはプロジェクトを設置する。前述のように，医療安全推進委員会は事故調査委員会とは別の組織であるが，構成員が重複することもある。

　複数の原因がある場合，重要な事項から対策立案を命ずる。原因に対する直接の解決策がなければ，影響を解消あるいは軽減させる代替案の策定を行う。院長は対策の報告を受け，実施すべき対策を選定する。

5-6 再発防止策の実施

　選定した再発防止策を実施する場合，費用対効果だけでなく，ほかの業務への影響などを勘案しなければならない。業務フローの変更時に事故が発生しがちであり，業務全体を把握している医療機関管理者の役割が大きい。緊急避難以外には，必ず，部門長あるいは医療機関管理者の決済のもとに実施する。
　①対策実施を指示する部署，構成員を指名する
　②対策に必要な資源を準備する
　③対策を実施する

5-7 結果検証

　対策を実施した一定時間後に，結果を検証する。当該事故の原因の解消の程度だけではなく，ほかの業務，他部署への悪い影響がないことも検証する必要があり，全体を見渡すことが求められる。
　①実施した結果を把握する
　②期待した効果があったか確認する

5-8 標準化

①効果がない場合
　期待した効果がなければ，あるいは，悪い影響があれば，再度，問題解決サイクル（PDCAサイクル）を回す。
　　ⅰ　期待通りの効果がなければ，効果がない原因を検討する
　　ⅱ　実施した対策を中止あるいは修正する
　　ⅲ　効果が出ない原因がわかれば，その対策を検討し，実施する
　　ⅳ　対策が適切でなかった場合は，再度，原因・要因を再検討する

②効果がある場合
- ⅰ　効果があれば，改善策を標準化する
- ⅱ　変更後の手順，業務フローを明文化する
- ⅲ　業務フロー図を修正する

5-9　PDCA サイクル

　ここまでの一連の作業を，PDCA（Plan/Do/Check/Act）サイクルという。サイクルという理由は，問題は次々と発生するので，1回転で終わらず，ぐるぐる回さなければならないからである。そのサイクルは，PDCAと回るだけではなく，PDCAそれぞれの中でも，PDCAが回ることに気づくことが重要である。

①Plan（現状把握・計画・立案）

　これまでに述べてきた「5-3　安全管理体制の構築②」，「5-4　原因究明」，「5-5　再発防止策の検討」はPlanに該当する。PDCAの中ではPが重要である。特に「現状把握」が最重要で，問題意識がないと問題を問題として把握できない。すべての出発点，基盤であり，本書で最も強調したい理由がここにある。
- ⅰ　事故発生を認識する
   - a）問題の発見
   - b）問題の認識
   - c）問題の把握
- ⅱ　原因を究明する
- ⅲ　原因を解消あるいは軽減する対策を立案する
- ⅳ　対策の中で，重要性，緊急性，期待できる効果，費用対効果，実現可能性等を検討する
- ⅴ　実施すべき対策を選定する

②Do（対策実施）

　「5-6　再発防止策の実施」参照。

③Check（検証）

　「5-7　結果検証」参照。

④Act（標準化）

　「5-8　標準化」参照。

6 医療安全推進委員会

次に，練馬総合病院における医療安全推進委員会の日常活動を紹介する。

医療安全推進委員会は，月1回定例で開催しており，必要時には臨時委員会を開催する。そのほか，インシデント報告内容を詳細に確認する医療安全ミニ委員会（ミニ委員会）を毎週開催する。ミニ委員会は，医療安全管理者（専従），医薬品安全管理責任者，他の医療安全委員（臨床検査科科長）などが担当する。

6-1 医療安全推進委員会の役割

医療安全推進委員会の役割は，医療安全に関わる6つの事項であり，以下，詳細に解説する。

①業務手順の遵守状況を把握

医療安全管理者の日常巡視と並行して，毎月，委員4人程度が手分けして，院内各部署手順の遵守状況を巡視する。医療安全に関わる「業務手順があるか」，「内容を知っているか」，「守っているか」，「部署内で周知されているか」などを現場職員に聴取し現状を把握，問題点を委員会で共有し，対策を検討する。見直しが必要な場合があれば，部署長を通して現場にフィードバックする。

また，電子カルテデータを分析して手順の遵守率が測定できる項目を担当委員が数値化，グラフ化して毎月定例委員会で報告する。一例として，患者バーコード認証システム実施状況（図8），薬剤バーコード認証システム実施状況月報，モニターアラーム対応状況（表4）を示す。継続して手順遵守率をモニタリングすること，職員に"見える化"して伝えることは現場職員の動機づけの1つとなり，手順遵守率の向上と維持につながる。

②現場（部署等）の問題把握・報告・分析

現場の問題点は，巡視以外にも毎日のインシデント報告からも見えてくる。

ミニ委員会担当者は，毎日，院内全体のインシデント報告内容を確認する（各部署長は自部署報告内容を確認する）。インシデント報告書は記載不備が多いため，記載者または部署長に指摘・指導し，再提出を依頼する。毎週，ミニ委員会担当者が集まり，1週間分の事例の内容・問題点，原因と対策を確認し，個人が特定できる部分を削除したインシデント報告一覧表を作成して，定例委員会の準備をする。

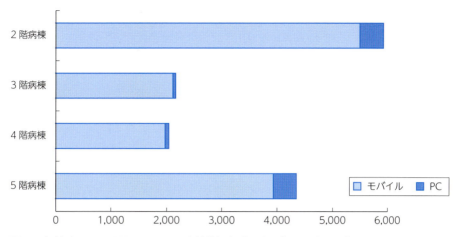

図8 患者バーコード認証システム実施状況報告月報（2016年3月）

表4 モニターアラーム対応状況報告

2015年5月〜2016年3月の平均値

	患者数 （人）	1日当たり アラーム件数	1日1人当たり アラーム件数	緊急アラーム 解除率
200号室（HCU）	4.4	259	60.2	74.9%（6カ月）
2F病棟	4.3	456	106.5	89.7%
3F病棟	6.4	661	103.8	73.7%
4F病棟	5.8	751	128.4	85.1%
5F病棟	14.4	3,090	213.5	88.6%
5F病棟WEP	4.4	1,087	238.8	81.0%
5F病棟合計	18.8	4,177	222.2	84.8%

5F病棟は患者数が多いので1日1病棟当たりのアラーム発生数が他病棟と比べても多いのは仕方ありませんが1日1人当たりのアラーム件数をみても他病棟の2倍あるので改善が必要です。
具体的には
ECG：電極を丁寧に貼りできるだけ体動や筋電図などのノイズが入らないようにする。
　　　出来るだけQRSが上向き（下向きでも可。上下に振れるQRSは苦手）で大きくなる位置に電極を貼る。
SpO_2：受光部と発行部がずれないように丁寧に貼る。

電波切れ：SpO_2だけを測定する場合でもECGコードを外さないようにする。
　　　　　ZS-930P（送信機）はECGコードがアンテナになっているので外すと電波切れになりやすい。

　即時対応が必要な事例は，医療安全管理者が関係者に事実確認して医療安全推進委員長（副院長）に報告，さらに委員長が病院長に報告し，速やかに対応する。
　定例委員会では，インシデント報告一覧表を配布し，ミニ委員会担当者がインシデント分類ごとの枚数・件数と各事例の要点・原因・現場での対策を解説する。委員会として問題点を検討し，各部署への持ち帰りが必要な問題点，原因と対策は部署長に各部署での検討を依頼する。
　また，患者への影響度の重大さや類似のインシデント事例が繰り返し発生していな

いかなどを検討し，RCA該当事例であるかどうかを検討する。RCAを実施する場合には分析を担当する構成職種を決定し，委員長が該当部署長にRCAメンバー選出を依頼する。

③医療安全推進委員会などの決定あるいは連絡事項を周知徹底

委員会の協議決定事項は，各職種から成る委員より各部署に速やかに伝達される。議事録は院内共有フォルダで職員が閲覧できるようにしている。医療安全講習会などのお知らせは院内イントラネットで全職員に向けて発信し，職員用掲示板に掲示する。医師には委員長が医局会で必要事項を説明する。医療安全マニュアルや手順を一部変更，または新規作成した場合，現場に周知し，徹底することが必須である。看護部は職員数も多いため，看護部医療安全サポート委員会を設置し，部署長とともに各部署のサポート委員も手順が守られているか監視し，手順の問題点や見直しを提案するなど，安全文化の醸成に大きな役割を果たしている。

④職員教育・研修

i　医療安全推進委員の教育

医療安全教育の一番の目的は，医療の安全を確保しようとする組織・地域の風土作り，すなわち，安全文化の醸成である。まず，委員が，安全管理の基本的な考え方である重点思考と，確立された手法の活用を理解する必要がある。

限られた資源を用いて有効な対策を実施するためには，患者に与える影響が最も重大な問題や事象を重点的に分析すること，そして，確立された分析手法を積極的に活用することが必須である。さらに「医療安全管理は医療の質向上の一環」という認識が必要である。委員が院内安全巡視を繰り返し実施することで，その理解はさらに深まる。

業務分析手法として「業務フロー図」，未然防止の手法として「故障モード影響解析（FMEA）」，再発防止の手法として「根本原因分析（RCA）」を活用する。基本的な考え方を理解するために，委員は関連図書や資料に目を通し，院内研修や外部研修に積極的に参加する。

ii　職員教育

安全文化の醸成には，安全重視の行動ができる職員を育成することが基本である。院内安全講習会を年2回以上開催する。全員参加が義務づけられるこの研修会は，職員の安全行動の動機づけと，より深い理解を得る機会となる（表5）。

職員が本制度について正しく理解するため，講習会では病院長が全職員を対象に，その目的・対象・概要を説明し，報告事例の判断の演習も実施する。また，インシデント報告状況，報告者，件数，内容など，院内で特に問題となる事例を具体的にわかりやすくフィードバックし，その原因と対策を説明する（図9）。講習会では，RCA手法の基本的考え方，実際のRCA実施事例報告，患者認証データの推移，モニター

6 医療安全推進委員会

表5 院内安全講習会の内容

年度	回	内　容
2014年度	第1回	当院の薬剤に関するインシデント報告
		当院の薬剤以外に関するインシデント報告
		KYT（危険予知トレーニング）
		個人情報保護
	第2回	院内事故調査
	第3回	医療安全のためのモニタリング講習会
2015年度	第1回	当院の薬剤に関するインシデント報告
		当院の薬剤以外に関するインシデント報告
		医療安全に必要な電気の基礎
	第2回	急変時の対応
		院内緊急呼び出し「99コール」訓練
2016年度	第1回	医療安全に資する生体モニター取り扱いの検討・当院の取り組み
		モニターアラーム報告
		注射3点認証
		医療材料の実施入力
	第2回	当院の薬剤に関するインシデント報告
		当院の薬剤以外に関するインシデント報告
		院内RCA分析の報告
	第3回	院内緊急呼び出し「99コール」訓練
		心肺蘇生実演（モデルを用いて）

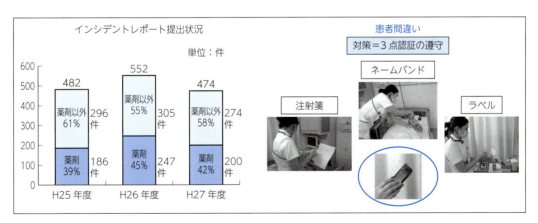

図9　安全講習会で使用する資料例

アラーム対応状況の推移などについても解説し，業務手順遵守の重要性を啓蒙する。図10に参加者アンケートの結果を示した。

なお，講習会欠席者に対しては，講習会資料を配布し，簡単な設問への回答の提出

Ⅱ　院内医療事故調査の実践

2016年1月　安全講習会アンケート結果			
出席者	合計	1月20日	1月26日
医師	30	25	5
研修医	6	6	0
看護部	136	88	48
診療技術部門	63	46	17
事務部門	56	31	25
他（委託業者など）	5	2	3
合計	296	198	98

『急変時の対応について』
『院内緊急呼び出し「99コール」訓練』

アンケート回収数	合計	1月20日	1月26日
医師・研修医	12	11	1
看護部	97	71	26
診療技術部門	40	32	8
事務部門	48	26	22
他（委託業者など）	4	1	3
合計	201	141	60
回収率	67.9%	71.2%	61.2%

① 本日の勉強会の内容は，現場で役に立つと思いますか？

	合計	1月20日	1月26日
全般的に役に立つ	161	107	54
部分的に役に立つ	40	34	6
どれも役立たない	0	0	0

<理由>
・最新のACLSのガイドラインが学べた。
・急変は少ないので定期的に講義を受けることで自分の見直しができた。
・全職員にわかりやすかった。
・急変時の対応について再度勉強ができてよかった。
・報告の手順・急変時の対応の遅れを防ぐことができる。
・知識の再確認になった。
・最新の情報，AEDの使い方がよくわかった。

② 本日の勉強会の難易度はどうでしたか？理解できましたか？

	合計	1月20日	1月26日
難しい	6	6	0
やや難しい	41	27	14
適当	146	104	42
易しい	8	4	4

<理由>
・理解しやすい説明だった。
・わかりやすかった。
・内容が多かった。

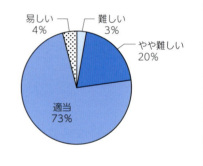

図10　院内講習会アンケート結果

を義務づけている（図11）。各部署長の責任で回答を回収し指導することにより，全職員が対象であることを徹底している。

このほか，次のような研修会や安全教育を行っている。

○**急変時対応研修会**：院内救急「99コール（コードブルー）」対応のシミュレーションを行い，新入職員でも緊急時に現場対応できるよう訓練する（職員に広く周知できるよう安全サポートナースが中心となり救急対応の安全講習会を企画。救急科医師がモデルを用いて心肺蘇生の講義と実演をする）

○**医薬品，医療機器の安全教育**：医薬品安全管理責任者，医療機器安全管理責任者が麻薬，向精神薬，人工呼吸器，輸液ポンプの取り扱いや注意点，モニターアラーム対応などを説明
○**静脈注射研修会**：看護部担当者と協力し，法的解釈と背景，静脈注射実施時に注意が必要な薬剤を説明。静脈注射モデルを使用しての実践練習など，全看護職員が参加できるように同内容で複数回実施
○**看護部医療安全教育**：新入職オリエンテーション，看護部フォローアップ研修，看護補助者研修などで実施し，医療安全に関わる知識や技術を習得する。不安を抱える新人看護師に対する精神面の支援が狙い
○**その他**：看護補助者の現場業務に即した安全教育，各種検査と食事制限・確認事項，移送時の注意点，ゴミの廃棄方法，針刺し事故時の対応など

平成27年度　第1回　医療安全講習会　　　　　　　　　日付　平成27年　　月　　日

研修レポート

所属　　　　　　　　　　　　
名前　　　　　　　　　　　　

「Yes」，「No」のいずれかを選んで○をつけてください。

▶Q1. 当院では注射患者確認の目的で3点認証システムを取り入れているが，現場での実施率は不明である。　　Yes　　No

▶Q2. 内視鏡予定患者に食事を出してしまい，検査が翌日となり退院が1日延びた。インシデントレポートの患者影響レベルは4である。　　Yes　　No

▶Q3. ミクロショックでは0.1mAの電流が心臓に直接流れて心室細動を起こすことがある。　　Yes　　No

下記について，要点を記載してください。

▶Q4. 10月1日以降入院患者さんが死亡した場合どのように対応しますか？100字程度で記載せよ

所属長確認印

お疲れ様でした。　練馬総合病院　医療安全推進委員会

図11　講習会欠席者への研修レポート

⑤医療安全管理体制の継続的改善

　現場においては，手順が遵守されず個人の判断で動くようになることがある。また，医療環境や医療技術の変化により，1度決めた手順が現場に合わなくなることもある。医療安全の手順を新たに変更すると，別の新たな問題やインシデントも発生する。そのため医療安全管理には終わりがない。継続して医療安全に関わる現場巡視，インシデント分析などから問題点を把握し，柔軟に適応できるよう現場に即した改善が必要である。

⑥院内事故調査

　院内で起きた重大な医療事故（医療事故レベルⅢb以上）は，過失の有無やインシデント報告書提出の有無にかかわらず，医療安全推進委員長，医療安全管理室（医療安全管理者，医薬品安全管理責任者，医療機器安全管理責任者），質保証室が中心となり，院内事故調査を開始する。

　ⅰ　医療事故発生直後から会議までの各担当者の動き
　　a）医療安全管理者
　　　早い段階で現場に行き，必要物品の現場保全を指導する。医療安全推進委員長（事故調査委員長となる）が院内事故調査のまとめ役となり，調査委員を選定する（通常，外部委員は含まない）。関係者が複数の場合，出来事を時系列に記載した詳細な事故報告書の作成をそれぞれに依頼する。
　　b）医療安全推進委員長，医療安全管理者，調査委員
　　　カルテから状況を把握し，関係者に事情聴取する。まず2〜3人で現場に行き，1人ひとりに事情聴取する。その後，調査メンバーが集まる会議室で関係者に来てもらい事情聴取することもある。
　　c）質保証室担当者
　　　主に電子カルテからログデータを抽出し，時系列に事実関係を整理する。
　　d）事故調査委員
　　　事故発生報告書，カルテ記事，ログデータをもとに縦に時間，横に各関係者を配置した経過シートを作成する（表6）。これを関係者に配布し，各自の動きを追加修正してもらい，最終的に1つにまとめ，会議資料とする。
　　e）医療安全管理者
　　　原因究明の準備として，RCAの出来事流れ図案を作成する。
　ⅱ　医療事故調査チーム
　　院内事故調査会議では，それぞれが持ち寄った資料，出来事流れ図に沿って事実確認から開始し，不足情報は次回までに担当者を決めて追記修正する。会議は，出来事流れ図の作成に2〜3回以上の開催が必要となる。その後，問題と考えられる出来事に対して，「なぜ○○したのか」を繰り返し，原因を究明する（なぜなぜ分析）。毎回，委員全員が集まる必要はないが，迅速な議事録作成が重要である。根

表6　医療事故経過シート（一部）

年月日	時　分	患者経過	人の動き					
			担当医A	担当医B	麻酔科医C	看護師a	看護師b	看護師c

本原因と考えられる要因を抽出し，因果図を作成して確認する。ここまでが，調査チームの果たすべき役割である。

　対策は，調査委員が提案できる場合もあるが，現場ですでに対応済みの対策も含め，事故調査委員長（医療安全推進委員長）から所属長に検討を依頼する。

　院内事故調査の間，医療安全推進委員長が事故調査報告書を委員に意見を聞きながらまとめる。

　最終事故調査報告書を病院長に提出し，疑義がなければ，調査委員会は解散となる。

7　ヒヤリ・ハット（インシデント・アクシデント）報告

　ヒヤリ・ハット報告は事故発生報告である。詳細な事故調査および事故調査報告は別に行うので，適切な事故調査をするためにも，迅速かつ簡潔に要点をまとめて事故発生を報告することが重要である。

7-1　ヒヤリ・ハット報告・収集

①ヒヤリ・ハット報告の意義

　ヒヤリ・ハット報告の意義は，「安全に関する現状把握とそれに基づく再発防止」と「安全重視の組織風土醸成」である。医療事故につながる危険の芽を小さなうちに見つけて対処するためには，安全意識の高い職場風土が必要である。

「重大事故に至らなかったヒヤリ・ハットを職員が自ら報告する」,「当事者の職員が危機意識を持ち,事例を隠すのではなく院内で共有して,再発を防止しなければならない」ことの重要性は医療関係者の誰もが認識している。しかし,忙しい現場でその通りにすることは大変難しい。上司から言われなければ,ヒヤリ・ハットを報告しない職場風土になりかねないので,自発的に報告しやすい環境を整備する。

②報告書を簡潔にまとめる

事例の要点を漏らさず記載する。ただし,できる限り簡潔にする。内容に応じて,記載事項を変えることも必要である。例えば,転倒・転落やカテーテルの自己抜去などのヒヤリ・ハットでは,患者状態や医療者の評価状況の記載が必要であり,薬剤関連では薬剤名など処方内容や薬剤の管理状況が必要である(表7)。

③事例の影響度の大小にかかわらず報告する

当該事例を報告するかどうか,当事者が判断に迷うことがあってはならない。病院全体で影響の大きさにかかわらずヒヤリ・ハットを報告するという認識が必要である。

④1つの事例でも複数の職員・職種が関与する場合,それぞれの立場で報告する

業務においては複数の確認作業が存在するので,スイスチーズモデルで説明されるように,ヒヤリ・ハットはどの時点でも起こりうる。どの時点でも止められずに患者に実施されるまで,結果として影響がない場合もあり,その業務のチェック機構が形

表7 薬剤事例入力画面

何をどうした				
事例の概要	● 薬剤 ○ ドレーン・チューブ ○ その他(	○ 輸血 ○ 検査	○ 治療・処置 ○ 治療上の世話	○ 医療機器等)
種類	○ 血液製剤 ● 糖尿病用薬 ○ その他(	○ 麻薬 ○ 抗不安薬	○ 抗腫瘍薬 ○ 睡眠導入剤	○ 循環器薬 ○ 抗凝固剤)
発生場面	○ 処方 ○ 与薬	● 調剤	○ 製剤管理	○ 与薬準備
事例の内容	○ 調剤忘れ ○ 規格間違い ○ その他(	○ 監査間違い ○ 薬剤取り違え	○ 秤量間違い ○ 説明文書取り違え	● 数量間違い ○ 期限切れ薬剤交付)
医薬品販売名				
製造販売業者				
内容				
事例の内容				

散化している場合もある。それぞれの立場の当事者が報告する必要があることを認識させる。

⑤ヒヤリ・ハットは速やかな報告が必須である

発生から時間が経過すると，報告内容も曖昧となる。正式に報告する前に上司と記載内容を確認して，発生から何日も経ってから安全管理関係者で共有することは望ましくない。分析が必要な場合に，初動が遅れるからである。まずは安全管理部門による事例の収集が必要で，並行して不十分な部分の追記を依頼する。

⑥ヒヤリ・ハット報告を人事考課の対象としない

報告を契機に，手順の不遵守が明らかになることもあるが，「明らかに悪意がある」または「何度も上司が注意したにもかかわらず不遵守を繰り返す」などの理由がある場合は，別の枠組みで評価する。ただし，ヒヤリ・ハット報告を人事考課の対象とはしないことを原則とする。

7-2 分析

「ヒヤリ・ハット報告を収集し，分類して，今月は何件増えた，減った」というだけでは，職員が報告する意欲・モチベーションの維持は困難である。ヒヤリ・ハット報告は，報告者本人には自分の業務手順を振り返る契機となるが，それだけでなく職場全体の問題として「ヒヤリ・ハットに至る問題点が明らかになり，検討された」，「手順の見直しが始まった」，「何か役に立った」という実感が持てれば，報告する側も前向きになれる。

そこで，収集した報告書の分析が重要となる。職員が記載する報告書の内容は不完全なものが多く，その報告書から見えてくる問題点を把握できるか，読む側の読解力や分析力も必要となる。

次いで，RCA手法を活用して，「何が起きたか」という事実と「なぜ起きたか」という原因を関係者で検討して客観的に根本原因を抽出する。ただし，すべての事例で，根本原因が究明できるわけではない。RCA対象事例の選定には，患者への影響度の重大さを優先するが，実際には運良く影響がない場合もあり，重大となる可能性があれば，分析対象とする（図12）。

また，影響度は小さくても同様のインシデント事例が繰り返し発生している場合，現場での対策が不十分であることを意味するため，RCAを行う必要がある。表8にインシデント報告からRCA分析した事例の一部を示す。

Ⅱ　院内医療事故調査の実践

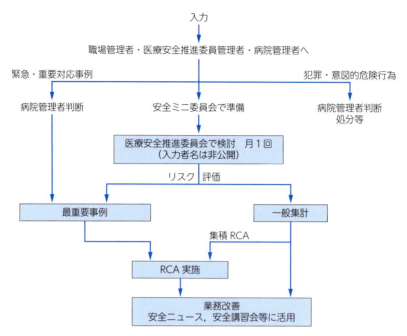

図12　インシデント報告の処理の流れ

表8　RCA分析事例

ベッド転落RCA	注射指示-注射箋確認RCA
新生児確認RCA	点滴患者間違いRCA
医療廃棄物RCA	血液製剤患者間違いRCA
暴言暴力RCA	インスリン薬剤間違いRCA
IVH挿入-RCA	救急室調剤RCA
硬膜外麻酔RCA	麻薬与薬RCA
ベッド柵上腕骨折RCA	薬剤急速投与RCA

7-3　フィードバック

　毎月，医療安全推進委員会でRCA分析経過と，関連部署で検討，病院承認を得た対策を報告する。必要に応じて，お知らせや安全ニュースを作成し，イントラネットで発信し，医局には医療安全推進委員長が医局会で説明し，回覧する。院内医療安全講習会でも，RCA分析概要と対策を説明する。

　対策に関して，新規手順を決めた場合には当該部署で使用する手順書などに登録することが必須である。練馬総合病院でも，再発防止策が決められたにもかかわらず，職員の退職や移動により部署内で手順が徹底されなくなり，同様のインシデントが発

生した例もある．インシデント事例の再発防止策を風化させないために，特に重要事例は「忘れてはならない事例」として，院内安全講習会で繰り返し説明する．

8 日常活動としての安全巡視

　安全確保，医療事故防止には，事故や問題が発生してからではなく，日常活動としての安全巡視の果たす役割は大きい．本稿では練馬総合病院における安全巡視の考え方と実践を紹介する．

8-1 安全巡視の意義

安全巡視には以下の意義がある．
①院内各部署を巡視し，危険要因・個所を発見する．
②自部署および他部署の現状を把握し，医療安全推進委員・医療安全管理者と現場との連携を図り，情報共有の機会を増加する．
③医療安全推進委員会の活動として巡視し，危険予知の意識向上，事故の未然防止・再発防止に努める．

8-2 安全巡視と5S活動

①5S巡視

　巡視時に，危険要因・個所を，5Sの視点で把握する（5S巡視）．5Sとは「整理」，「整頓」，「清掃」，「清潔」，「しつけ」の頭文字のSを取ったものである．整理，整頓，清掃の3Sを維持し，清潔を保ち，そして，ルールの徹底を習慣化（しつけ）することである．安全巡視は5S巡視である．

②5Sの真の意味

　5Sは，品質管理の考え方，手法の基本であるが，その本質はあまり理解されていない．
　a　5Sは，当たり前（文字通り）のことを当たり前に実行することではなく，組織を挙げて，安全を確保する組織風土（安全文化）の醸成に取り組むことが目的である．
　b　業務を再構築（整理・整頓）し，業務の問題を洗い出し（清掃），業務の問題

を解決（清潔）し，業務手順を更新し・遵守（しつけ）することである。
c 5Sの観点で，計画，実行，評価，改善のPDCAサイクルを循環させることにより，ムリ・ムラ・ムダを取り，「まあいいか」を防止し，ヒューマンエラーを排除し，安全な環境づくりにつなげることである。

8-3 巡視

①巡視の種類
a 毎月，定例の医療安全推進委員会の日に，医療安全推進委員が巡視する。
b 毎日，医療安全管理者が巡視する。
c 毎日，随時，院長が巡視する（5-3②参照）。
d 臨時に，課題・問題がある場合に，巡視することがある。

②点検部署・点検事項
すべての部署やすべての項目を点検すると，時間がかかるので，目的に合わせて，部署や点検項目を選択して実施している（表9）。

③巡視点検票
巡視点検票は，点検項目別に内容を検討し，項目を最小限にとどめる。また，効率化のため，タブレットを用いてその場で4段階評価の結果を入力する。そのほか，当てはまらない事項に関しては該当なしとする。
 i 巡視点検票（医療安全管理者用）（表10）
 ii 巡視点検票（医療安全推進委員用）（表11）
 iii 医療安全確保に関する状況の評価（4段階評価）（表12）
 iv 巡視を効果的に行うため，医療安全管理者と医療安全推進委員会が連携
   a 医療安全推進委員を，3グループに分ける。
   b 医療安全推進委員会終了後，巡視を各グループで行う。
   c 巡視の評価入力は，各グループで行う。
   d 各グループのメンバー編成は定期的に医療安全推進委員会が検討する。
 v 巡視チーム編成と巡視予定
   医療安全推進委員の巡視チーム編成と巡視予定は，表13の通りである。
 vi 巡視時に，その場でタブレットに評価結果を入力する（表14）。
   （巡視時のタブレット入力画面）
 vii 入力データを毎月自動集計し，統計値・グラフを表示する（図13）。

表9 点検部署と点検確認事項

点検部署	点検確認事項
病棟・外来	電子カルテ関連（バーコード認証，PC使用状況）
	フルネーム・指差し呼称
	薬剤管理
	医療機器の使用状況確認（シリンジポンプ・輸液ポンプ・人工呼吸器レスピレーター・生体情報モニターなど）
手術室	清潔・不潔区域の確認・患者入退室の確認方法
	タイムアウトの実践・鋭利物の処理方法
	ユニバーサルプリコーションの現状
検査科	患者氏名確認（フルネーム確認，指差し呼称，バーコード認証）
	輸血，生理検査室・病理室・心電図・超音波・聴力室など
内視鏡室	内視鏡検査室
放射線室	レントゲン一般撮影室・CT室・MRI室・血管撮影アンギオ・マンモグラフィ・骨密度検査など
リハビリテーション	訓練室の環境整備状況
薬剤科	毒薬・劇薬・向精神薬・ハイリスク薬・麻薬を適切に保管・管理
	抗菌薬・抗がん剤・造影剤などによる禁忌薬情報を収集
	持参薬・後発医薬品の鑑別や管理
	薬剤の配置
	調剤・調剤鑑査の手順方法
事務部	患者の個人情報を適切に保護し，守秘について情報管理体制が整っている
	緊急災害時の組織体制と連絡網を明確にしている

表10 巡視点検票（医療安全管理者用）

項目	内容
部署環境	(1) 床に血液付着物・針・水・埃・ゴミ・不潔リネン類等が落ちていない
	(2) 注射準備台の整理整頓，清潔保持をしている
	(3) 物品の整理・整頓をしている
	(4) 非常口・消火器・消火栓等の前に物がない
	(5) ドアを閉じている（いす・S字フック等でドアを開けていない）
	(6) 患者対応のカウンターを整理・整頓・清掃している
	(7) 薬品冷蔵庫のドアを閉じている
	(8) 空調温度設定を守っている（夏28度・冬23度設定）
	(9) コード類を整理している
	(10) 静粛性が保持され，騒音がない
	(11) 悪臭がない
患者搬送状況	(1) ベッドを2人で搬送・移動している
	(2) 搬送待機時に，ストッパーを適切にしている（車いす・ストレッチャー）
情報管理	(1) パソコンがステーション内にある（パソコンを放置して離れない）
	(2) 自分のIDでログインしている
	(3) 使用していない電子カルテをログオフしている
	(4) ワークシート・個人情報がわかるメモの記入面を上にして放置していない
	(5) 情報交換の場所・声の大きさを配慮している
接遇 マナー	(1) 職員の挨拶が笑顔で気持ち良い
	(2) 身だしなみが適切（髪・制服・爪・香り等）

表11 巡視点検票（医療安全推進委員用）

項目	内容
手順の遵守	(1) 患者確認の手順書がある（改訂されている）
患者把握の管理	(2) 患者確認の手順を周知している（フルネーム・指差し呼称・バーコードなど）
	(3) 患者確認方法を守っている（リストバンド・名前を名乗らせる）
	(4) 口頭指示の手順書がある（改訂されている）
	(5) 口頭指示の手順を周知している
	(6) 口頭指示の手順を守っている
	(7) 薬剤認証を守っている（薬剤・注射せん・薬剤ラベル）
	(8) 注射薬の準備は1患者1トレイを遵守している
	(9) ベッドサイドでの実施認証（3点認証）を守っている （リストバンド・薬剤ラベル・カルテ処方指示） そのほかの認証として，実施者のバーコード・ベッドネームがある
	(10) 危険性の高い薬品・麻薬を適切に保管・管理している
モニタリング管理	(1) アラーム対応の遅延がない（電極の位置が正確である・電池交換マークのチェックなど）
	(2) テクニカルアラーム削減に取り組んでいる
	(3) 医師がバイタルアラームの指示内容を確認している
	(4) 患者・勤務ごとにアラーム設定のチェックをしている
事故発生時対応	(1) 報告・連絡ルートを周知している
	(2) 救急カートとAEDを定位置に設置している
	(3) 酸素・吸引などを定位置に設置している

表12 医療安全確保に関する状況の評価（4段階評価）

評点	内容
4	とてもよくできている
3	できている
2	あまりできていない
1	できていない
NA	内容が当てはまらない

表13 医療安全推進委員の巡視チーム編成と巡視予定（医療安全推進委員のグループ編成）

1グループ	医師	看護部長	検査科科長	リハビリ係長
2グループ	薬剤科科長	質保証室長	外来・手術師長	放射線科係長
3グループ	看護師長	栄養科係長	事務次長	ME主任

（巡視部署分け）

A	2階病棟	200号室	手術室	中央材料室	検査科
B	3階病棟	外来・救急外来	栄養科	内視鏡室	放射線科
C	4階病棟	5階病棟	医事課	薬剤科	リハビリ科

（巡視予定表）

巡視場所＼グループ	1グループ	2グループ	3グループ
Aの部署	7月・8月	9月・10月	11月・12月
Bの部署	11月・12月	7月・8月	9月・10月
Cの部署	9月・10月	11月・12月	7月・8月

表14 巡視時のタブレット入力画面

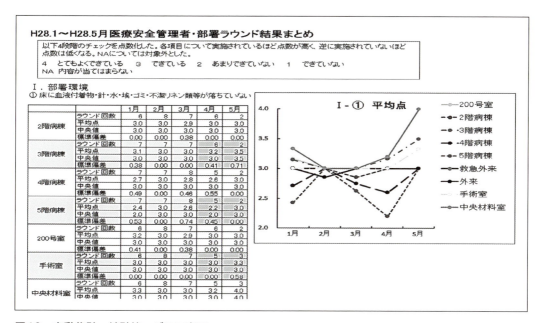

図13 自動集計・統計値・グラフ表示

8-4 結果のまとめ

安全巡視を行うことで，次のような活動結果を得た。

①5Sの視点を取り入れて，医療安全責任者と医療安全管理者が巡視点検票を作成した。

②巡視点検票を用いて，評価基準を統一した。

③医療安全管理者が巡視して，各部署の現状を把握し，多職種との連携を推進した。
④巡視時に現場でタブレット入力し，業務を効率化した。
⑤巡視評価結果のデータを自動集計し，グラフ化し，安全管理の状況を見える化した。
⑥見える化して，各部署の目標を設定しやすくした。

8-5 今後の課題

今後の課題は以下の通りである。
①解決策を職員間で討議，業務環境を改善する。
②各部署で，5S活動を継続し推進する。
③意欲的な医療チームづくりにつなげる。

9 死亡事例の把握と分析

9-1 死亡事例に関する取り扱い

2016年6月，医療法施行規則が一部改正され，病院等の管理者は死亡および死産を確実に把握できる体制を確保することが求められるようになった。さらに，医療法施行規則の一部を改正する省令の施行に伴う留意事項等について，「改正省令による改正後の医療法施行規則第1条の10の2に規定する当該病院等における死亡および死産の確実な把握のための体制とは，当該病院等における死亡および死産事例が発生したことが病院等の管理者に遺漏なく速やかに報告される体制をいうこと」という附帯説明がある。そのため，各医療機関は，病院管理者が院内の全死亡・死産症例を把握する仕組みを構築しなくてはならない。そこで本項では，練馬総合病院における死亡・死産事例の管理について紹介する。

9-2 情報システムとの連携

当院では，FileMakerを院内情報システム（HIS）の補助的なツールとして活用しており，電子カルテをはじめとする情報システムのデータを集約したデータウェアハウス（DWH）と連携している。したがって，FileMakerで作成したDB（Data Base）

の入力においては，IDを入力することにより，基本情報をDWHから取り込むことができ，入力の手間を軽減している。

院内で開発しているため，追加の情報が必要となった際，容易に項目の追加やフォーマットを変更できるという利点がある。

9-3　死亡症例DB（Data Base）

死亡症例の情報は，FileMakerで作成した死亡症例DBに登録する。死亡症例DBには，患者基本情報をはじめとした以下の項目を格納している（図14）。

①患者基本情報：患者ID，氏名，性別，生年月日，死亡日，死亡時年齢
②入院情報：入退院日，診療科，担当医
③DPC情報：診断群，主病名，医療資源病名，入院期間区分

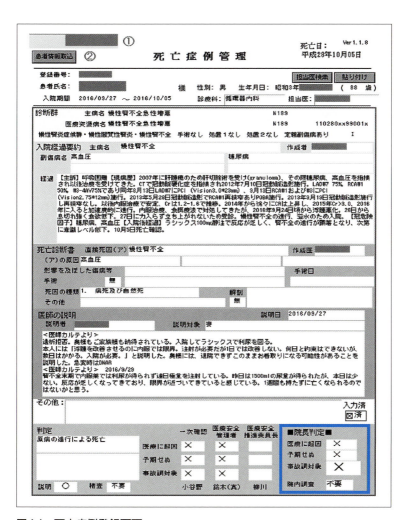

図14　死亡症例登録画面

④入院経過要約情報：主病名，副傷病名，経過，作成者
⑤死亡診断書情報：直接死因，その原因，影響を及ぼした傷病名，手術情報（有無，所見，手術日），死因の種類，解剖情報（有無，所見），その他，作成医
⑥医師の説明：説明者，説明日，説明対象者，説明内容
⑦判定：症例登録者，医療安全管理者，医療安全推進委員長，病院長による判定欄
・症例登録者：死亡の種別，説明の有無，精査の要否，事故調対象事例の判定（医療に起因する死亡・予期せぬ死亡）
・医療安全管理者，医療安全推進委員長：事故調対象事例の判定（医療に起因する死亡・予期せぬ死亡）
・病院長：事故調対象事例の判定（医療に起因する死亡・予期せぬ死亡），院内調査の要否
⑧その他：上記項目に当てはまらないコメント入力欄

9-4 死亡症例DBへのアクセス権限

　このDBには，電子カルテと同じID，パスワードを使って，ログイン時のアクセス制限をかけている。アクセスできる職員は，症例登録者（質保証室），院長，医療安全管理者，医療安全推進委員長の4人に限定し，不特定多数の職員の目に触れないようにしている。おのおのが，自分の立場で，訓練も兼ねて，院内事故調査の該当事例にあたるかどうかの判断をしているが，すべての症例に対して，病院長が最終的に判断する。
　一覧表示において，おのおのの判定が比較できるようにし，また，院内調査，医療事故調査事例に該当した場合に見落としがないように太赤字で表示するようにしている（図15）。

9-5 死亡事例の情報収集

　質保証室職員が，毎朝，前日退院患者リストから，転帰が死亡である症例を抽出し，電子カルテ，ファイリングシステムなどを参照してDBに必要事項を入力する。当院の死亡症例数は，1月当たり12～20人（死亡退院率：約3%）なので，平日に平均して1日1件弱となる。
　翌朝にDPCコーディング，入院経過要約作成が完了していない場合もあるが，死亡診断書や医師の説明など，入力可能な項目を入力し，当該患者をリストに載せる。すべての項目の入力が終わったときに「済」マークをつける。「済」マークも一覧表示に表示させているので，「済」がつくまで，定期的に情報システムの確認を行い，未入力項目の入力を進める。

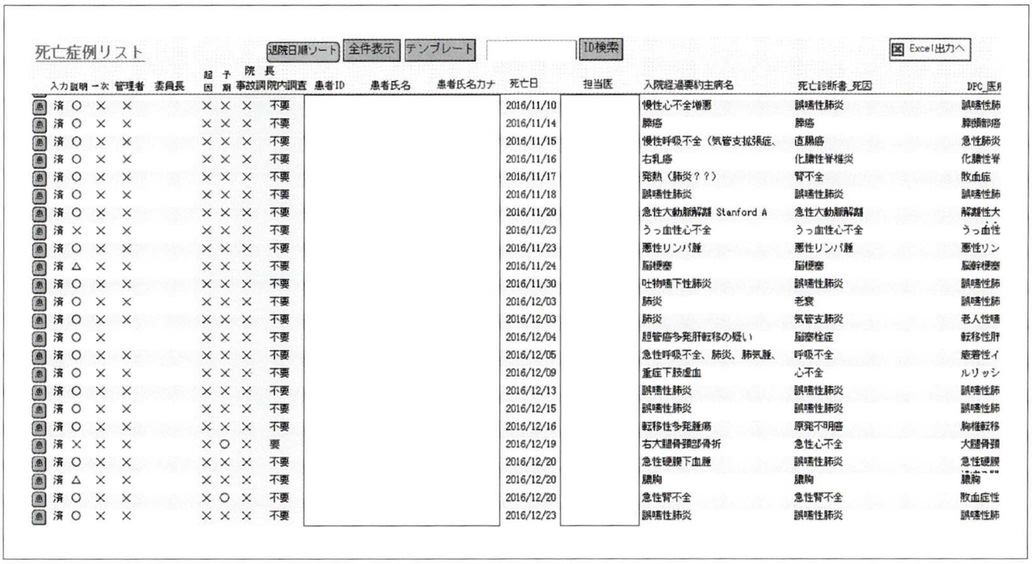

死亡症例リスト

退院日順ソート　全件表示　テンプレート　ID検索　Excel出力へ

入力	説明	一次	管理者	委員長	起因	予期	院長事故調	院内調査	患者ID	患者氏名	患者氏名カナ	死亡日	担当医	入院経過要約主病名	死亡診断書_死因	DPC_医
済	○	×	×		×	×	×	不要				2016/11/10		慢性心不全増悪	誤嚥性肺炎	誤嚥性肺
済	○	×	×		×	×	×	不要				2016/11/14		膵癌	膵癌	膵頭部癌
済	○	×	×		×	×	×	不要				2016/11/15		慢性呼吸不全（気管支拡張症、	直腸癌	急性肺炎
済	○	×	×		×	×	×	不要				2016/11/16		右乳癌	化膿性脊椎炎	化膿性脊
済	○	×	×		×	×	×	不要				2016/11/17		発熱（肺炎？？）	腎不全	敗血症
済	○	×	×		×	×	×	不要				2016/11/18		誤嚥性肺炎	誤嚥性肺炎	誤嚥性肺
済	○	×	×		×	×	×	不要				2016/11/20		急性大動脈解離 Stanford A	急性大動脈解離	解離性大
済	×	×	×		×	×	×	不要				2016/11/23		うっ血性心不全	うっ血性心不全	うっ血性
済	○	×	×		×	×	×	不要				2016/11/23		悪性リンパ腫	悪性リンパ腫	悪性リン
済	△	×	×		×	×	×	不要				2016/11/24		脳梗塞	脳梗塞	脳幹梗塞
済	○	×	×		×	×	×	不要				2016/11/30		吐物嚥下性肺炎	誤嚥性肺炎	誤嚥性肺
済	○	×	×		×	×	×	不要				2016/12/03		肺炎	老衰	誤嚥性肺
済	○	×	×		×	×	×	不要				2016/12/03		肺炎	気管支肺炎	老人性嚥
済	○	×			×	×	×	不要				2016/12/04		胆管癌多発肝転移の疑い	脳塞栓症	転移性肝
済	○	×	×		×	×	×	不要				2016/12/05		急性呼吸不全、肺炎、肺気腫、	呼吸不全	癒着性イ
済	○	×	×		×	×	×	不要				2016/12/09		重症下肢虚血	心不全	ルリッシ
済	○	×	×		×	×	×	不要				2016/12/13		誤嚥性肺炎	誤嚥性肺炎	誤嚥性肺
済	○	×	×		×	×	×	不要				2016/12/15		誤嚥性肺炎	誤嚥性肺炎	誤嚥性肺
済	○	×	×		×	×	×	不要				2016/12/16		転移性多発腫瘍	原発不明癌	胸椎転移
済	×	×	×		×	○	×	要				2016/12/19		右大腿骨頸部骨折	急性心不全	大腿骨頸
済	○	×	×		×	×	×	不要				2016/12/20		急性硬膜下血腫	誤嚥性肺炎	急性硬膜
済	△	×	×		×	×	×	不要				2016/12/20		膿胸	膿胸	膿胸
済	○	×	×		×	○	×	不要				2016/12/20		急性腎不全	急性腎不全	敗血症性
済	○	×	×		×	×	×	不要				2016/12/23		誤嚥性肺炎	誤嚥性肺炎	誤嚥性肺

図15　死亡症例リスト表示

①死亡診断書

死亡診断書に記載された内容は，漢字，かなの使い方も含め，記載された通りに入力する。原死因の欄に複数の病名が記載されていることもあり，死亡診断書の書き方について，医師への教育が必要であると思われる。

②手術情報等

手術情報などに明らかな記入ミスが見られた際は，記載した医師に連絡し，役所に訂正の連絡をすることもある。

③入院経過要約

入院経過要約については，転帰の記載漏れが散見される。以後に診療が継続されない場合は，要約を参照する機会がほとんどないためか，記載内容が簡素になる傾向が見られる。

④医師の説明内容

情報収集に最も注力が必要なのは，医師の説明に関してである。特に入院期間が長期にわたる場合は，まず医師のカルテに絞り込んで記載を読むようにするとよい。重要な記録に重要度フラグを立てるなどの運用をすると，記録を抽出しやすくなる。説明の対象者，説明内容を抽出し，DBに転記する。説明したという事実は記載してあるものの，説明内容の記載がない例もあるが，これでは説明したという証拠にならない。一般的な死亡の可能性についての説明ではなく，当該患者個有の臨床経過等を踏

まえた可能性の記載が必要である。DNR（Do Not Resuscitate：蘇生処置拒否）指示を受けたという事実だけ，死亡する可能性があることのみの記載もみられるが，これもまた，個別具体的な死亡を予期したとはいえない。

　急変後，死亡までに時間的な経過がある場合には，急変前の説明と，急変後の説明をともに抽出する。急変が医療に起因する場合，急変前の説明が重要な意味を持つ。医療に起因した急変から死亡までの期間が長い場合，医療に起因した死亡と判断するべきかどうかの基準は法令に明記されていないが，判断は病院長に委ねればよい。

　基本的には当該入院期間の記録から，説明内容の記載を抽出するが，入退院を繰り返す患者に対しては，当該入院期間以前の記録も参照して，説明の記録を抽出しておくとよい。

　また，説明を行った相手として，家族，息子，娘という記載がしばしばみられるが，これでは対象者を限定することができない。妻，夫，長女，次男など，個人を特定できる記載を行うように，医師に徹底しなければならない。

　説明内容は，説明した医師自身が記載することが原則ではあるが，医師の記録がみつからなかった場合でも，同席した看護師が詳細に記録を残していることがあるので，看護師の記録も参照するとよい。

9-6　死亡症例全例の把握

　2016年6月の医療法施行規則一部改正を受けて，各病院，団体等で，死亡・死産（全例）チェック体制を構築していることであろう。「死亡・死産（全例）チェックシート」などのサンプルも公表されている。大事なことは，判断は病院長が下すということである。病院長は全症例を把握することを義務づけられているが，全症例の全記録に目を通すことは難しい。したがって，必要に応じて診療記録原本を参照することはあるとしても，このDBを参照するだけで症例の概要が把握できるようなものでなくてはならない。病院長以外が問題ありと判断した症例のみを参照しても，死亡症例全例の把握とはならないということに留意すべきである。

9-7　死亡症例DBから気づくこと

　死亡症例DBの運用から気づくことは以下の通りである。

①病名の不整合

　病名として，DPC主病名，医療資源最投入病名，死亡診断書の直接死因，その原因，入院経過要約の主病名，副傷病名などがあるが，それらの整合が取れないことがある。患者死亡時に最初に記載される病名は，死亡診断書の病名であることが多いが，死亡診断書を記載する医師は，担当医とは限らない。休日・夜間など，担当医が

不在の場合には，他の医師が記載することになる。したがって，担当医以外が迷いなく死亡診断書を記載するためにも，常日頃から診療録を適切に記載しておかなくてはならない。

②診療記録の標準化と質向上

　診療記録は，患者の状態，診断の根拠，経過，行った治療，ケアなどに関する重要な資料である。適切な記録があり，管理されていてこそ，診療情報の把握，分析，活用も可能になる。医療事故調査制度の施行は，診療記録の在り方を見直すための契機となろう。医療事故が発生し，調査を開始して初めて記録の不備に気づくのでは手遅れである。調査開始後の記録の修正は改ざんとも受け取られかねない。診療や処置の妥当性も，診療記録から判断されることになる。診療記録の重要性を再認識してもらうためにも，診療記録を定期的に監査し，記録の標準化，質向上を目指さなくてはならない。診療記録の質の向上は，医療の質の向上につながることを認識し，継続的に努力する風土を育てていただきたい。

第2章

本制度における院内医療事故調査

　本章では，本制度における院内医療事故調査の具体的な対応と問題点，対策などを各立場の役割に則して解説する。

　同一事項においても，立場により考え方や対応が異なる場合があるので，内容的に一部，重複する記述がある。特に，院長と院内医療事故調査委員会委員長，（専従）安全管理者の役割，院内医療事故調査委員会委員長と（専従）安全管理者の役割については，病院ごとに異なると考える。それぞれの病院の考え方に合わせ，適用していただきたい。

1 医療機関管理者の役割

　本制度における医療事故発生後に院長が具体的に行うべき事項を解説する。

1-1 医療事故発生後の院長の業務

　医療事故調査に関して，院長が実際に事故発生後に実施すべき具体的項目を以下に挙げる。

　①死亡事例の概要を把握（記録・報告・関係者から事情聴取など）
　②医療事故の定義に該当するか判断
　③必要に応じて，事故当事者（当該職員）と面談
　④本制度の概要と経緯を遺族に説明
　⑤医療事故調査・支援センターに医療事故発生報告
　⑥医療事故調査委員会設置を決定，調査指示
　⑦支援団体に医療事故調査委員会外部委員派遣を依頼

⑧医療事故調査報告書を受理
⑨必要に応じて，医療事故調査報告書内容を弁護士等にチェック依頼
⑩医療事故調査報告内容を当該職員に説明
⑪医療事故調査報告内容を遺族に説明
⑫医療事故調査報告書を医療事故調査・支援センターに報告

1-2 職員教育

　職員に以下の事項を理解させる。職員がそれらを実行して，初めて院長は当該事例の判断，事故発生報告，院内臨時医療事故調査委員会の設置を決定できる。

①報告事例の判断は院長の役割

　医療に起因した，予期しない死亡・死産事例を医療事故と院長が判断する。医療安全管理委員会の医療安全に従事している副院長や医療安全管理専従者等が独断で判断してはならない。

②死亡前から院長が判断できる情報を提供

　死亡以前に，当事者あるいは医療安全管理専従者等が，報告事例になる可能性があると考える事例は，事前に速やかに院長に報告する。

　死亡後に，報告事例の可能性が高い場合は，緊急でも院長に報告する。報告事例の可能性が低いと判断した事例は翌日朝に院長に報告し判断を求める。この仕組みの実効性は，関係者間で判断基準を共有しているかどうかによる。

　報告事例決定者と事故調査実施（運用）者を混同している病院がある。2016年6月の本制度の一部改正で，院内死亡事例を院長が速やかに把握する仕組みとその運用が要求されている。

③医療事故の定義の解釈

　ある病院では「医療に起因するかどうか」，「予期しない死亡かどうか」について数十事例を関係職員（医師，医療安全管理専従者，看護師長，薬剤師，検査技師，放射線技師など）間で検討した。その回答や理由は多様で，いろいろな考え方があった。このような機会を何回か設け，病院内全体で，当該事例の判断をなるべく院長，もしくは法の求めている判断に合わせることが必要である。もし，あまりに関係者の判断が異なるようであれば，疑わしい事例は全例，院長に報告するしかない。

④医療事故の認識

　問題は医療事故の認識の欠如である。合併症という判断で経過し，後日医療事故として報告すべき案件と判明したときには証拠などは何もない，Aiも解剖も実施でき

ていない，生体情報モニタなどの記録は消去されている。普段の事故情報収集体制が重要で，職員1人ひとりの医療事故，特に本制度の報告すべき医療事故に対する認識を高める必要がある。事故発生後の診療録を見ても，承諾書の記載が不十分であり，また，院内のデータ管理も不十分・不徹底である。National Data Base（NDB）などのデータ収集が進み，有意義なデータベースが構築されることを期待する。ある病院では診療情報管理士が米国のトリガーツールを活用し，診療記録を速やかに監査，医療に起因した予期せぬ死亡事例を検知し，医療安全管理専従者と情報交換する仕組みを取り入れている。

⑤診療記録の不必要な閲覧禁止

事故発生後数日間は医師を含め職員が不足分の入力や，レセプト請求上も電子カルテへのアクセスは必要である。その後は，医療事故調査関係者を除き，当該事例の電子カルテは非閲覧にする。理由は，興味本位に当該事例の電子カルテを閲覧する職員がいるためである。電子カルテへのアクセス権，必要な職員が必要な電子カルテの必要な箇所を開くという電子カルテの管理・運用体制の確立が望まれる。

1-3 遺族への説明

①医療事故調査制度の説明

死亡事例が発生し，院長が報告事例と判断した場合に，医療事故調査・支援センターに医療事故発生の報告をする前に，本制度の概要を遺族に説明しなければならない。

②説明担当者

遺族への説明は，必ずしも院長ではなく，医療安全管理者（副院長）がする場合もある。院長が事故報告を受け，報告事例と判断していることが前提である。

③遺族の納得，過誤の有無

医療に起因した，医療者が予期しない事例とは，遺族も予期しない死亡である。当院では遺族に説明する場合，まず，お悔やみの言葉を述べてから始めている。遺族が納得するかしないかということと謝罪は本制度とは無関係である。もし，謝罪が必要な場合には別の機会にすべきである。「医療事故は，医療過誤の有無とは関係ない」と本法の趣旨を説明しても，逆に医療過誤を疑う遺族も存在する。一刻も早く，国民が法の趣旨を理解することが望まれる。

その意味からも，原因究明と再発防止のための医療事故調査制度であり，透明性，公正性確保のためにも外部委員を招へいして，速やかに院内事故調査委員会を開催する旨，話すことが重要である。また，明らかに過誤があった場合にも本制度に従っ

て，速やかに原因究明するとともに，緊急対応・遺族対応を並行して行わなければならない。

④剖検またはAi

原因究明のため，極力剖検が必要であることを遺族に説明し，承諾が得られないときにはAi（Autopsy imaging：死亡時画像診断）を勧める。両設備がない場合には，他医療機関を利用するなど，その対応準備が必要である。両手段ですべてがわかるわけではなく，限界もあるが，原因究明に有用である。

剖検の肉眼的所見を剖検終了直後に話すのは可能であるが，顕微鏡的結果を得るには時間を要する。Aiは比較的簡単に所見を得ることができるが，死亡後のCT読影は生存中のそれと比べ難しく，誤読影もあるので，Aiの所見を話すときには，必ず後日放射線診断専門医に読影依頼するので，所見が異なる可能性があることを前もって遺族に話す。剖検所見が出ていないと原因究明が難しいので，Aiと異なり，調査期間が長引くことをあらかじめ遺族に説明する。

⑤事故調査と事故対応

重要な点は，院内事故調査と事故対応を別に実施することの説明である。公明性，透明性のためにも，院内事故調査に関わる責任者（事故調査委員会委員長。通常は安全管理担当の副院長）は事故対応，遺族対応にはかかわらず，院内事故調査に専念する。院長は院内事故調査委員会設置を指示するが，調査そのものに介入しないで，事務部とともに遺族の方々との事後対応に関わることを遺族に説明する。

⑥遺族と事故当事者（職員）との関係

遺族の当該事例に関係した職員への対応には注意する。過誤の有無にかかわらず，担当職員を出すことを要求する遺族がいる。これは組織で生じた事例で，1職員の責任ではなく，組織として対応する旨を話し，遺族に納得してもらう。事故発生時だけでなく，事後対応でも同じ考えで進める。

⑦透明性と説明責任

遺族への説明にあたって，透明性の確保と説明責任は重要である。過失の有無にかかわらず，組織として説明責任はある。事例発生時および発生後の説明責任のほか，本来，説明責任は医療提供時に必須である。院内のデータ管理センターを活用し，院内全体のデータ以外に，個別的，具体的データに基づいて患者に説明する仕組みづくりが重要である。これは，何％の死亡率という説明ではなく，患者個々人の背景，状況により，当院ではこの程度の死亡の可能性があるという説明である。

⑧情報開示請求

　医療事故発生を説明するときに，遺族が診療録などの開示を請求する場合がある。記入などが完了していない例が多いので，完了後，診療録開示請求の仕組みに基づき，速やかに情報を提供する。医療事故調査そのものへの影響はないが，職員などの匿名性は担保できないので注意が必要である。

1-4　遺族への医療事故発生説明時の問題

　医療事故発生時の遺族への説明における問題点を列挙する。
　①無過失補償制度（補償金）と混同される
　②免責性と誤解される
　③医療事故＝医療過誤と考える
　④本制度が十分周知されていない（遺族だけでなく，職員，マスコミにも）
　⑤原因究明・再発防止であり，責任追及ではないことが理解されていない
　⑥遺族の非難が当該職員，上司に集中する
　⑦医療事故に関係ない，職員の接遇などの問題点を列挙する
　⑧同時に診療録開示請求が生じる場合がある
　⑨医療事故調査制度と苦情，訴訟などの切り離しが難しい
　⑩信頼関係の醸成に向けた取り組みが難しい

1-5　医療事故調査・支援センターへの医療事故発生報告

　報告事例と院長が判断し，遺族に主旨を説明後，医療事故調査・支援センターに医療事故発生報告書を提出する。医療安全管理専従者が行うことが多い。医療事故発生報告書はメールまたは郵送で送る。
　2カ所以上の医療機関にまたがって発生した死亡事例の報告には注意が必要である。法律では双方が協力して，死亡事故の起因となった医療を提供した医療機関が事故発生を報告することになっている。しかし，いつも双方の意見が一致するとは限らない。報告事例と判断する医療機関と，報告事例ではないと判断する医療機関があった場合，一方しかセンターに報告を上げないことがあり，センターの柔軟な対応が望まれる。

1-6　院内医療事故調査委員会の設置

　病院管理者は，本制度における医療事故と判断した場合に，遺族に説明した後に，院内医療事故調査委員会の設置を命ずる。

①医療事故調査委員会の構成

医療事故調査委員会は，定例の医療安全管理委員会ではなく，医療事故発生時に臨時に設置する委員会であり，プロジェクトチームである。任務が終了すれば解散する。委員構成は，定例と臨時で区別する必要はなく，同じ構成員でもよい。公正性と透明性の担保のため，委員長が副院長で，外部委員が入ることが異なる。

委員会の構成員は，副院長（安全管理担当，内科系，外科系の3人），当該診療科部長，看護部長，薬局長，検査技術科長，放射線技術科長，事務長，安全管理専従者，事務員である。外部委員は委員長には任命しない。事務部門から1人職員を任命するのは，事務作業量が多いからである。

②外部委員

当該医療機関と懇意の医療者などを選任することは避ける。医師派遣先の大学とは無関係の外部委員派遣がよい。医療事故調査等支援団体（病院団体，都道府県，学術団体などに設置されている支援団体）に依頼するのがよい。全国組織の支援団体と都道府県に設置されている支援団体がある。これらの支援団体が相互に連携し，対応・判断など能力が標準化されることが望ましい。2016年6月に医療法の一部改正があり，中央，地方の支援団体等連絡協議会の今後の活動が期待されている。

依頼したい外部委員は，当該診療科の専門家なのか，質管理の専門家なのかを各支援団体で決められた文書で提出する。依頼主は院長であるが，実務は事務局，医療安全管理専従者でよい。当該病院の医療機能を理解できる医師がよいだろう。事故が発生した状況，環境を見据えた分析でなければ，真の根本原因分析にはならないし，有効な再発防止策も生まれない。いたずらに高度の医療水準から原因究明することを避ける。

1-7 医療事故調査委員会の開催時期，回数と内容

院内医療事故調査委員会の開催時期，回数と内容は以下の通りである。

①開催時期

早期に開催するよう指示する。通常は2週間以内に第1回の開催を指示する。それ以前に，予備的に一度院長を含めて委員会の関係者を招集する。委員会の全体的な在り方，事例の方向性，医療事故調査と緊急・訴訟等の対応の調整，人員配置などを決定するためである。

②開催回数

開催回数は一律ではない。通常3～4回である。外部委員を召集するのに時間がかかるので，内部で1～2回程度委員会を開催する。これは事故の風化，記憶のあいま

い化防止のためのほか，遺族への配慮でもある．委員会日程調整は医療機関の問題であり，遺族は一刻も原因を知りたいという思いが強いので，速やかに報告書を完成することが望ましい．その後外部委員を含めて，2回程度開催する．

③内容

それまでに事故の概要，内部で開催した委員会の議事内容を外部委員に送付・説明する．外部委員同席の委員会では，1回目は，全体的な原因究明の流れ，診療科専門家から見た事故の分析，質管理専門家から見た根本原因分析の内容と方向性の検証などを議論し，2回目は委員会の結論と報告書全体を議論する．

1-8 職員への対応

本制度は，個人の責任追及ではないこと，組織として原因究明と再発防止策を考えことが主旨であることを最初の事故発生報告の時に職員に話すが，再度このことの徹底に注意をはらう．そのうえで，話したくない場合は話さなくてもよいこと，報告書や事情聴取内容が匿名化されているといいながら，民事等の訴訟に活用される可能性があること，個人的に弁護士を同席させてもよいこと，ただし，真実を話した方が組織にとっても個人にとってもよいこと，組織として個人を守ることなどを話す．

事情聴取し原因究明することにより，事後に検証するので，結果がわかっているという，結果バイアス，後知恵バイアスに注意する．

1-9 遺族への対応

必要があれば，医療事故調査委員会に対して，遺族に事情聴取することを指示する．遺族の発言と職員の発言が異なる場合もある．そのような場合には双方に再度事情聴取し，一致しなければ両論併記する．

医療事故調査の内容は別として，絶えず，その進捗状況を把握し，緊急・リスク対応と調整することが院長，事務長の役割である．

報告書が仕上がるまでの遺族との連絡は，組織として考えておく．遺族との接触が一番多いのは医療安全管理専従者であり，専従者に任せることもある．

原則として，苦情，訴訟対応は事務長が行い，事故調査関連のみ専従者に任せるのがよい．そうしないと専従者の業務負荷が多大になり過ぎるからである．

1-10 データ管理体制

本制度の成功の可否はデータ管理の構築体制による．院長が予期の有無を判断する．職員が患者にどの程度同意書で説明しているか，診療記録に記録しているか，合

議体などで検討しているか。説明・記録・検討内容の基盤となるその病院の固有データが必要である。記録が存在しないと説明できない。

問われるのは日常的な管理体制，疾病管理体制である。詳細な説明責任に耐えうる指標を常時収集できる仕組みがいる。そのためにはデータ管理センターの構築が必要である。院長，副院長，医局長，看護部長，薬局長，看護師長，情報システム，診療情報管理士，医療安全専従者，医事，医療秘書等で構成するだけではなく，データ管理できるハードウエア，ソフトウエアの導入によるデータウエアハウスの構築が必要である。単に情報を収集するだけではなく，判断決定を支援する，構造化されたデータと診療録のようなテキストベースの非構造化データの双方を取り込んだデータ収集・解析が必要である。

1-11 事故調査結果の説明と報告

医療事故調査委員会の調査が終了し，その報告書を院長が受領する。院長は内容の是非に介入しないが，職員名などの匿名化を含め当該職員と遺族への配慮について検証する。

その後，当該職員と遺族に報告書内容を説明する。説明は院長がする場合も，医療事故調査委員会委員長がする場合もある。医療機関によって説明者が異なってよいが，首尾一貫性は必要である。事故調査内容の実質的な責任は委員会の委員長であることから，委員長が職員，遺族に説明する医療機関もある。一方，委員会はあくまで院長指名のプロジェクトチームであり，報告書を受領した院長が職員，遺族に説明する医療機関もある。

なお，医療事故調査委員会の問題点として，以下の点が挙げられる。

①遺族への事情聴取が不十分で，再度必要な場合がある
②遺族への事情聴取では苦情が中心になり，冷静な事情聴取ができない
③事情聴取が責任追及になりがちである
④結果がわかったうえでは，事故発生当時の状況に即した事情聴取でないことがある
⑤事情聴取をしても出来事流れ図が完成しない
⑥出来事流れ図と業務フロー図に整合性がない
⑦根本原因分析に慣れていない
⑧事故調査と事故対応（リスク対策）を切り分けられない
⑨透明性，説明責任が不十分な事故調査である
⑩外部委員を十分活用できない
⑪管理者との調整が不十分になる

1-12　当該職員への説明

　　医療事故調査報告書を受領した段階で，当該職員に事実と異なることがないことを確認し，その内容を伝える。診療技術・臨床判断について，話を聞いて報告書内容と異なる場合や意見のある場合は，その旨を報告書に記載するよう委員会に要望する。当該職員への報告時の立ち会いは，院長以外は委員会の委員長，当該診療科部長，医療安全管理従事者と事務である。委員会の結論が出るまでは，当事者が医師の場合，特に手術・検査・処置に関しては，当面はそれらを禁止しておくことが多い。これは発生時の遺族への説明の時にも考慮すべき事項である。元の状況に復帰する場合は，院長が決定後，定時の医療安全管理委員会で承認を得る。当該職員の復帰以降の業務内容チェックは組織として必要である。

　　組織として対応すると説明しても，個人として対応したい，謝罪したい，診療費を支払いたいという職員もいる。この場合，組織としての判断を説明する必要がある。

1-13　医療事故調査報告書の遺族への説明

　　医療事故調査報告書の要旨を遺族に説明する。苦情をいう場ではなく，公正性，透明性を担保した原因分析と再発防止策に関する報告である旨を話す。遺族に概略版の報告書を作成・手渡し，報告書に沿って説明する。

　　説明時の同席者は，院長，当該診療科部長，医療安全管理専従者，事務長および事務員である。委員会委員長が説明する場合は同席する。事務員の同席は議事録作成用である。遺族の録音は原則許可する。病院側の録音は許可を得る。遺族から録音の申請がなくとも，録音されている前提で，遺族にわかりやすく説明する。

　　遺族から当該職員の同席要求がある場合もある。本説明は組織としてのもので同席は基本的にはしない旨を説明・納得してもらう。苦情など民事訴訟関連の事項に関しては別の場で行う旨を説明・納得してもらう。説明内容に疑義がある場合はその場で極力説明し，疑義内容と回答を報告書に記載する旨説明する。委員会の委員長が疑義に関して応答・説明することもある。

1-14　医療事故調査・支援センターへの報告

　　医療事故調査報告書に基づいて，遺族と当該職員への説明が終了すると，その内容を報告書のコメント欄に記載する。その後，医療事故調査・支援センターに報告する。院長，医療事故調査委員会委員長が最終報告書を確認後，医療安全管理専従者が送付することが多い。当方から報告書を送った旨，センターから報告書を受け取った旨と日付を確認する。センターに報告書が届いたことを確認するまでが，一連の業務の最終点である。

2 院内委員の役割

2-1 院内医療事故調査委員の業務と注意点

　　院内で起きた死亡事故で，病院管理者が本制度において医療事故調査・支援センターへ報告する事例であるとして判断し，院内医療事故調査委員（以下，院内委員）として指名された後の業務と注意点について記述する。

　　専従医療安全管理者以外の委員は，それぞれの日常業務の中で参加するため，いかに短期間で効率的に運用するかが重要である。院外委員が参加することと，医療事故調査・支援センターへ報告する点以外は，基本的に前述「6-1⑥院内事故調査委員会」の運営と変わらない。

2-2 委員会委員長の役割

　　委員長の役割は，院長の判断と指示に基づいて，調査の円滑を図ることが第1である。委員長独自の判断や考え方をしてはならない。具体的には以下の通りであるが，本章の冒頭に記述したように，院長と院内医療事故調査委員会委員長，（専従）安全管理者の役割については，病院ごとに異なると考える。それぞれの病院の考え方に合わせて，適用していただきたい。
　　①事故調査委員会の議事進行
　　②事故調査の計画と実施
　　③事故調査結果の取りまとめ
　　④事故調査結果の院長への報告
　　⑤遺族への説明

　　病院により，遺族への説明は，院長，事故調査委員会委員長，医療安全管理者などが担当する。いずれの場合にも，単独ではなく複数が担当する。

2-3 院内調査会議の前準備

　　院内調査会議開催の前に，以下の準備が必要である。

①指名された時点で，院内委員としての自分の役割を確認する

　　院内委員として指名されたとき，その理由や役割が不明の場合には医療事故調査委

員長（以下，委員長）に確認し，各自が役割をはっきり自覚できるようにする。

②速やかにカルテから事故の概要を把握する

院内委員として指名された後，速やかに当該症例のカルテから事故の概要を把握する。委員長からの指示を待つまでもなく，特に自分の専門分野に関して，医療者のカルテ記録や検査結果から詳細に患者状態の経過を把握する。

③院内医療事故調査委員会会議（以下，会議）の前に自分ができることを準備する

経過の概要と疑問点，現場で事情聴取すべき人物と内容を書き出しておく。電子カルテや医療機器のログデータを扱う担当者は，病院管理者に許可を得て，ログデータを取り出しておく。

担当者を決めて，原因追求のためのRCA「出来事流れ図」の簡易版も作成しておく。担当者を決めて，時系列に患者状態と関係者の動きを記載した経過シート簡易版も作成する。シート用紙を関係者本人に確認してもらい，自分の動きの部分には，追記修正してもらうとよい。

④事例に関する情報を院内調査委員以外に他言しない

事故の当事者はもちろん，関係者は院内調査に過敏になっていることに配慮する。事例に関する情報は院内調査委員間だけで共有する。

2-4 院内調査会議

院内調査会議運営の方法は，以下の通りである。

①事前説明会

外部委員を交えた会議の前に，病院長による会議の方針，注意点等の説明の場が設定されることがある。必ず出席して，委員全員の意識を統一しておくことが重要である。

②会議への参加をできる限り優先する

院外委員も参加する会議であり，最低3回程度開催される。日程が決定したらできる限り会議への参加を優先する。突発的に参加できなくなった場合には委員長に理由を説明し，事前に作成した資料があれば提出する。

③会議では，事実確認を最優先課題とする

会議室では調査委員が全員で電子カルテを閲覧できる環境で，各資料をもとに事実を確認し，「出来事流れ図」を作成していく。不明な点は，事情聴取が必要となるが，

事情聴取を行う調査メンバーと現場に行くのか，集まってもらうのかなど，方法も検討する。「出来事流れ図」や経過シートに修正追加があれば，担当者が変更，修正する。

④事情聴取は院内調査委員会として実施する

　病院管理者や調査委員長の指示がなければ，自分ひとりで関係者に事情聴取することは控える。聴き取り調査では，関係者間で内容に矛盾が生じることがあるため，正式な事情聴取として実施する。

　事情聴取の際には，現場の状況はどうであったのか，使用薬剤・物品の処理をどうしたのか，関係者の立ち位置の関係はどうだったか，明文化された手順書があるのか，その実物を確認して，どのように部署で周知しているのかなど，聴取された職員が言葉で説明できるような質問をする。客観的な事実確認として進めていくと現場の協力を得られやすい。決して，個人を責める質問をしないことを関係者内で徹底する。

⑤原因追求は，「出来事流れ図」のすべての出来事を評価することから始める

　院内委員は事実確認をしているときから「問題の出来事はここだ」とおおよその見当はついているため，その背景要因だけを分析しがちである。しかし，すべての出来事から絞っていかないと，真の根本原因が抜ける危険性がある。回り道でも出来事を始めから1つずつ点検して評価し，問題があると考えられる出来事に対して，「なぜ，その出来事が起きたのか」を繰り返し，事故に至る背景要因や根本原因を探索する。

⑥抽出された根本原因が事故に至る原因であるのか，因果関係を確認する

　根本原因の候補を列挙したら，それが事故に至る真の根本原因であるか，因果関係を確認しなければならない。そこで，因果がおかしいことに気づくことはたびたび経験するところである。その場合には，「出来事流れ図」の該当箇所の原因追求「なぜなぜ分析」に戻り再度，原因追求の「なぜ」の出し方から再検討する。

⑦根本原因に対して，再発防止策案を提案する（必須ではない）

　分析の過程で委員から再発防止案の意見も出てくるが，委員会は事故の原因究明を目的とするため，対策案は当該部署にも検討してもらう必要があり，両者の案を記載する。

⑧会議の議事録を速やかに作成する

　議事録担当者を決め，できれば会議中から作成する。できるだけタイムリーに作成することが重要である。作成した議事録案は，委員全員が確認し，意見があれば作成者に書面（メール可）で申し述べる。意見は委員全員で共有し，議事録作成者が最終的な議事録を完成させる。

2-5 医療事故調査報告書の作成

医療事故調査報告書作成における留意事項は以下の通りである。

①報告書案を全員が確認する

委員長が中心となり報告書案を作成するが，全員が追加・修正の意見を申し述べられる機会を作り，意見を共有する。メールなどでやりとりする場合には，そのファイルにパスワードを設定するなどセキュリティを厳格に管理する。

②報告書は一元管理する

報告書案は完成までに細部の修正が繰り返されるため，一度修正した箇所が元に戻るなど，そのバージョン管理が難しくなる。そのため，一元管理することが必要である。

③報告書作成には，委員の協力が必要

報告書作成には膨大な作業と細かい確認作業を必要とするため，医療安全管理者（専従）と事務担当者などの委員の支援が必須である。委員長が最終的に内容を確認して最終報告書とする。

④委員長が病院長に報告書を提出する

最終報告書を委員長が病院長に提出し，病院長による指摘事項があれば，再度委員会で検討し，承認が得られた時点で委員会は終了となる。

3 事務担当者の役割

院内医療事故調査において，事務担当者は事務局機能を担う。

3-1 事故発生報告事項

医療事故発生後，報告事例に該当すると判断されたら，病院管理者の指示に基づいて，速やかに医療事故調査・支援センター（以下，センター）に所定の内容を報告する。報告内容は以下の通りである。

①日時／場所／診療科

②医療事故の状況
③疾患名／臨床経過など
　・報告時点で把握している範囲
　・報告時点で不明な事項については不明と記載
　・医療機関名，所在地，管理者の氏名および連絡先
④患者情報（性別／年齢など）
⑤医療事故調査の実施計画と今後の予定
⑥その他管理者が必要と認めた事項

3-2　事故発生報告方法

　事故発生報告には，①医療事故調査・支援センターのホームページで説明されている通り，報告票をダウンロードして必要事項を入力し，書留などで郵送する方法と，②Web画面上で登録する方法がある。

　Webで登録するためには，医療事故調査・支援センターに電話連絡することにより郵送されるトークン，ログイン番号とパスワードが必要となる。これらは院内調査結果を報告する際にも必要となるので，事務担当者が適切に管理する。事故発生報告が受理されると，「事故報告管理番号」が文書で通知されるので，併せて管理する。

3-3　外部委員への連絡

　医療事故調査委員会には，外部委員の参画が求められている。院長の指示を受けて，事故調査委員会委員長または事務局が，支援団体等に外部委員の招へいを依頼する。

　事務局は，遅滞なく支援団体等への依頼手続きをする。

　事務担当者は委員会の日程調整，資料準備などを行う。委員会の日程が決定したら，外部委員に事前に事故の概要や取りまとめた調査データを送付しておくとよい。通信手段としてメールを使用する場合には，ファイルにパスワードをかけること，パスワードを別便で送付することなど，情報の漏洩に十分に配慮する。

3-4　開催準備

　委員会の開催にあたっては，資料を印刷・配布する。必要に応じて，医療安全管理者が行う資料の整理を補助することもある。また，当該患者の診療記録が電子カルテの場合，カルテ参照のための情報端末やプロジェクターを用意しておく。電子カルテでは操作権限が管理されているため，事務担当者にすべての記録を参照できる権限がないこともあるので，事前に確認が必要である。

3-5 記録

　　委員会の記録を取るが，録音機器を用意し，音声としての記録も残しておくとよい。議論をまとめた議事録のほかに，可能ならば逐語記録も作成する。専門用語が多く，また機微な内容になるため，議事録を作成したら，必ず，参加者に確認を依頼する。

3-6 事故調査報告書とりまとめ

　　事故調査報告書の取りまとめは，医療安全管理者が行うことが多いが，提出前に，事務担当者が体裁を整える。見やすくすることは大切な作業である。Wordを使用している場合には，「編集記号の表示」機能をオンにして作業すると便利である。また，記載すべき事項が漏れなく記載されているか，医療従事者が匿名化されているかなどを確認する。

3-7 調査報告事項

　　医療事故調査報告における必要事項は以下の通りである。
　①日時／場所／診療科
　②医療機関名／所在地／連絡先
　③医療機関の管理者の氏名
　④患者情報（性別／年齢など）
　⑤医療事故調査の項目，手法および結果
　　・調査の概要（調査項目，調査の手法）
　　・臨床経過（客観的事実の経過）
　　・原因を明らかにするための調査の結果（必ずしも原因が明らかになるとは限らないことに留意すること）
　　・調査において再発防止策の検討を行った場合，管理者が講ずる再発防止策について記載
　　・当該医療従事者や遺族が報告書の内容について意見がある場合は，その旨を記載（医療機関が報告する医療事故調査の結果に院内調査の内部資料は含まない。また，当該医療従事者等の関係者については匿名化する）

3-8 遺族が理解できるように

　　報告書の内容は遺族に説明することになるため，医療の専門家でない事務担当者の立場でわかりにくい表記などがあれば，報告書作成担当者に助言することもできる。

3-9 事故調査報告

報告書がまとまったら，事故調査委員会の全委員の承認を得て，病院管理者に提出する。疑義がなければ，センターに提出する。調査報告書のほかに，ホームページからダウンロードした報告様式に必要事項を記入した「医療機関調査報告票」も添付する。この報告票には，先に通知された事故報告管理番号の記入が求められる。郵送またはWebで提出し，センターから報告受付の文書を受け取ったら，完了である。

4 医療安全管理者の役割

ここでいう医療安全管理者とは，専従または専任の医療安全管理者を指す。専従または専任の医療安全管理者を配置していない病院では，病院長あるいは医療安全推進委員会の委員長などが，事例に応じて，当該医療事故の原因究明を進める担当者を任命する。

医療安全管理者はさまざまな役目を担うが，ここでは，事故発生後（24時間以内）に早急な対応を迫られる現状保全と事情聴取を中心に，その要点をまとめる。

4-1 現状保全

原因究明に必要な証拠は時間とともに急速に失われる。すぐに失われやすいものは優先的に回収し，廃棄されないようにする。

① 使用済み医薬品・衛生材料・医療器具（空アンプル，ガーゼ，CVカテーテルなど）
② 紙運用の各種伝票やワークシート（輸血伝票，患者ワークシート，WHO手術安全チェックリストなど）
③ 医療機器のログ（輸液・輸注ポンプ，生体情報モニタ，人工呼吸器など）
④ 検体（血液，尿，臓器など）
⑤ 診療記録（外来・入院診療記録，温度板，検査データ，画像データなど）

上記のうち，①と②は使用後すぐに廃棄されやすいため，最優先で回収しなければならない。ゴミ箱やシュレッダーに入れられる前に回収できればよいが，すべての事態が終結してから医療安全管理者に報告が来たような場合では，それらの回収が難しいことも少なくない。

③に関しては，機器のメモリ容量が大きくない場合，時間が経つと記録が上書きされてしまうため，可能であれば使用を停止し，臨床工学技士やメーカーに依頼してログを取り出す必要がある。

④に関しては，検査の終了後に破棄される場合もあるため，関連部署に破棄せず可能な限り保管するよう伝える必要がある。

⑤は簡単に失われるものではないが，事故発生後に詳細に記載し直すという理由で大幅に書き換えられる場合があるほか，改ざんや紛失の可能性も否定できないため，事故発生直後に複写して保管する。人は，結果がわかってから振り返ると，その結果は予測可能であったと考える傾向（後知恵バイアス）があり，診療記録の追記・修正もその影響を免れない。追記・修正後の診療記録が，医療従事者はさまざまな場面で事故の発生を予測し得たが，何もしなかったという内容に変わってしまうこともあるため，修正前の記録の保管は重要である。

4-2 事情聴取

事情聴取は，関係者から事故に至る経過やその要因を聴き取ることを目的とする。関係者の意見を聞くこと，正当性，妥当性，苦情を聞くことが目的ではない。事情聴取にはさまざまな難しさがある。当事者となった医療従事者が事情聴取できるような精神状態になかったり，同僚への遠慮があったり，相手の職種や職位が異なると協力を得るのが難しいなど，質問しづらいことが多い。また，ヒトの記憶は失われやすく，かつ変容しやすいものであるため，やり方を誤ると正確な情報が得られなくなる危険がある。しかし，事情聴取のノウハウを持つ医療従事者は少なく，経験する機会も少ない。ここでは，事情聴取をするうえで必要な知識と技術を整理する。

①事情聴取する者

医療安全管理者，あるいは当事者の上司，院内事故調査委員会の委員などが事情聴取する。ただし，当事者が，自分の評価を決める上司に真実を話せるかどうかは個別に判断する必要がある。また，医療安全管理者が看護師の場合，その看護師が当事者の医師に対し事情聴取できるかどうかも個別に判断する必要がある。一般的には，同職種，同職位，他部署の者の方がお互いに話をしやすい。事情聴取する者は，当事者の職種や職位，部署などに応じて選ぶとよい。病院長など，当事者の精神的負担となる可能性のある者や，当事者が，あるいは当事者に否定的感情を持つ者による事情聴取は避けるべきである。

②事故発生後24時間以内の事情聴取

記憶の量と質は時間とともに急激に低下する。最初の24時間でかなりの情報が失われ，残された情報も変容することが知られている。事実を知るためには，事故発生

後，可能な限り速やかに関係者の事情聴取を行うことが求められる。

③個別または集団での事情聴取

事情聴取には，当事者を個別に聴取する方法と，当事者全員を集めて聴取する方法がある（表15）。それぞれ長所・短所があるため，個別に事情聴取し各自の見方を整理した後，整合性の合わない部分について，全員を集めて事情聴取するとよい。最初から全員を集めて事情聴取することは推奨できない。

④事情聴取の流れ

個人に対する事情聴取は次のような流れで行われる。

a　事故に関係ない世間話などで相手をリラックスさせ，不安を取り除く。
b　事情聴取のルール（後述）を説明する。
c　相手にその時の状況を自由に話させる（オープンな質問を心がけ，集中を妨げないため，当事者が記憶を想起している最中や話しているときは待つこと）
d　不明な点について確認の質問をする。
e　内容を要約し，事情聴取する側の理解が合っているか確認する。

⑤事情聴取のルール

事情聴取の開始に先立ち，次の事項を当事者に説明する。

a　原因究明が目的であり，責任追及はしない。
b　本当のことを話すこと。ただし，話したくないことは話さなくてもよい。
c　事実を述べないと不利になることがある。
d　不明な点は不明であると言い，推測を言わない。
e　自分の体験か，他人から聞いた話であるかを区別して話す。
f　録音すること（録音する場合に限る）。
g　発言の内容が，結果として裁判に利用される可能性もあるため，慎重に回答すること。
h　希望する場合は弁護士を同席させることができる（病院と当事者は利益が対立

表15　事情聴取の方法による違い

	長　所	短　所
当事者を個別に事情聴取	各個人の見方を整理できる。	事情聴取に時間がかかる。情報の整合性をとるのに苦労する。
当事者を全員集めて事情聴取	他者の発言により記憶が呼び戻される。各種の情報が一度に集まるので，情報の整合性をとる時間を省くことができる。	上司や他部署への遠慮から，正確な情報が得にくい。他者の発言に影響され，記憶が変容する。

する場合があるため，病院の顧問弁護士は避け，当事者個人が弁護士を選任する）

⑥事実確認と原因究明の区別

　事情聴取の際，事実確認と原因究明を一緒にしない（表16）。事実確認を先に完了させ，その後で原因究明に取り組むべきである。原因を考え出すと，事実と推測が混在することになり，結果として記憶の変容につながることがある。また，原因究明を始めると，個人の能力や資質の問題に踏み込まざるを得なくなるため，事情聴取をする者と当事者の間の話しやすい雰囲気が失われ，当事者は真実を話しづらくなる場合がある。

　事実確認の際には，いつ，どこで，誰が，何を，どのように行ったかを聴取する。その際，なぜ（Why）行ったかを聞いてはならない。事実確認が終了した後，時間や場を変え，原因究明のため，なぜ（Why）行ったかを聞く。

　RCAを行う場合でも，事実確認のための事情聴取と，原因究明のための事情聴取は分けて行う必要がある。「出来事流れ図」を作成する際には，事実確認のため事情聴取を行い，なぜ（Why）行ったかは聞いてはならない。しかし，「出来事流れ図」が完成し，「なぜなぜ分析」をする際には，原因究明（背景要因の追求）のための事情聴取を行い，なぜ（Why）行ったのかを聞く。

⑦記憶の変容の防止

　事故発生後に接触するあらゆる情報は，当事者の記憶を変容させる。安全管理者は，当事者の記憶の変容を予防し，正確な情報を収集する必要がある。記憶の変容の要因とその予防策を次に示す。

1）他の関係者の発言や記録

　他者の発言を聞いたり，記録を読むことにより，自身の記憶が変容することがある。全員を集めて事情聴取すると，他者の発言の影響を受けやすくなり，自分が実際に目にした記憶のないものでも，実際に目にしたと思い込むなど，記憶の変容が起こりやすくなる。事実を正確に把握するには，当事者全員を集めるのではなく，

表16　事実確認と原因究明の質問方法の違い

事実確認に使用する質問 （RCAの「出来事流れ図」作成時に使用）	いつ（When） どこで（Where） 誰が（Who） 何を（What） どのように（How）
原因究明に使用する質問 （RCAの「なぜなぜ分析」時に使用） 注）事実確認の際には使用しない	なぜ（Why）

個別に事情聴取する方がよい。

2）自分の体験の思い返し

　事故発生後に数日の間を空けて事情聴取したり，事情聴取を繰り返したりすると，当事者はその時のことを何度も思い返すことになる。その度に推測が付加され，事実と推測の判別がつかなくなり，記憶の変容が起こりやすくなる。事情聴取は事故発生直後に間を空けず可能な限り速やかに行うべきである。また，当事者の語った情報について，当事者が実際に自分で見聞きした事実であるか，それとも推測により補われた情報であるか，1つ1つ確認を取る必要がある。

3）クローズド・クエスチョン

　質問には，回答の選択肢を与えるクローズド・クエスチョン（例：ダブルチェックをしましたか，AですかそれともBですかなど）と，何でも自由に話してもらうオープン・クエスチョン（例：経過を話してください，その時何をしましたかなど）がある。クローズド・クエスチョンは，質問者の想定範囲内の選択肢しか示せないほか，当事者が推測で回答を選んだり，回答が誘導されることがあり，事実と推測の境界をあいまいにさせ，記憶の変容が起こりやすくなる。一方，オープン・クエスチョンは，質問者にとって想定外な回答が得られる可能性があるほか，回答から得られる情報量が多い。実際にはオープン・クエスチョンを基本とし，必要に応じてクローズド・クエスチョンを使用するなど，両者を組み合わせて質問することになる。その場合でも，クローズド・クエスチョンの使用は可能な限り避けるべきである。

⑧情報の食い違い

　発言や記録の食い違いは可能な限り事実を確認し，一致させるよう努力する。根拠となる情報が乏しく，一致させることが難しい場合は，無理にどちらか一方に統一するのではなく，両論併記とする。

　医療従事者は診療記録をリアルタイムで記録するのが難しいため，後でまとめて記録することが多い。過去の記憶を思い出す精度は個人により異なる（想起バイアス）ため，記録者間で情報の不整合が起こる。例えば，後から時刻を思い出そうとする場合，正確な時刻を割り出すのは困難であり，実際の時刻とはズレが生じる。特に時刻の不整合は問題となりやすく，整合性を担保するために多大な労力を払うことが多い。

　医療従事者は，腕時計や壁かけ時計，PHSの通話記録の時間などを参考に時刻を記載する。しかし，医療従事者がその時目にした時計が正確である保証はない。院内には，腕時計や壁かけ時計，PHSの内蔵時計のほかにも，電子カルテ，心電図モニタ，輸液ポンプ，人工呼吸器の内蔵時計など，さまざまな時計が存在するが，それらが十分に管理されていない場合，ほとんどの時計は互いに異なる時刻を指し，ひどい場合は時刻が20〜30分ずれていることもある。記録の記載者が何を（どの時計を）

参考に時刻を記載したか確認し，基準の時計（電子カルテの時計など）と比べ，何分ずれているか確認する必要がある．医療機器の内蔵時計のズレも確認し，医療機器のログの時刻と，医療従事者の診療記録の時刻の記載との整合性を担保する必要がある．

院内の時計の時刻のズレは，巡視のチェック項目に入れるなどして，普段から定期的に修正するとよい．

⑨記憶にない・覚えていない

関係者に事情聴取すると，その時のことが記憶にない，覚えていないと回答する者がいる．真実を話せないためそのように回答している者もいるかもしれないが，多くは本当に覚えていないので，「しらを切るな」と言っても無駄である．柔道では，技を反復練習することにより，何も考えずとも状況に応じて体が勝手に動き，瞬時に技を繰り出せるようにする．医療従事者も，定型的な業務を繰り返すと，無意識に作業を行うことができるようになる．そのような場合，後で振り返っても作業したことを覚えていないことが多い．

「記憶にない・覚えていない」に対しては，記憶の想起を促すため，次の手法をとる．

1）現場に行く

現場に行き，同じ場所で同じ状況を実際に再現することで，必要な情報を思い出すことがある．

2）周囲の人物や周囲の出来事を思い出してもらう

特定の出来事の細部を思い出せない場合に有効な手法．目的の情報が何か別の情報とひもづけられて記憶されている場合がある．周囲の人物，会話，音，物の配置，照明，匂いなどを思い出してもらうと，必要な情報を思い出すことがある．

3）事故に関係しないこともすべて話してもらう

事情聴取を受けた者は，事故に関係しないことや，不確かなことを省略して話すことが多い．些細な事や無関係なこと，不確かなことを，漏らさずすべて話してもらうことで，必要な情報を思い出すことがある．

4）時系列とは逆の順序で思い出してもらう

事故の発生から時間をさかのぼり，逆の順序で出来事を思い出すことで，必要な情報を思い出すことがある．

⑩家族（遺族）への事情聴取

患者の既往歴や入院中の病態の変化など，家族（遺族）のみが持つ情報もある．必要に応じて適切なタイミングで家族（遺族）へ事情聴取する．

併せて，家族（遺族）が何に関心を持ち，疑問を感じているか明らかにする必要がある．医療従事者と家族（遺族）では関心の在りかや疑問点が異なる場合がある．

院内事故調査が終了し，医療事故調査報告書が出来上がったら，家族（遺族）の疑問への回答が含まれているか確認する必要がある。

4-3 診療記録の確認

診療記録と，事情聴取や事故発生報告書，医療機器のログ等との整合性を確認する。内容が食い違う部分は事情聴取を重ねて検証する。事情聴取などにより診療記録を追記・修正する場合は，その理由や根拠も併せて記載する。

4-4 時系列の情報整理

医療安全管理者は，診療記録，事情聴取，事故発生報告書，医療機器のログなどをもとに，出来事を時系列に整理する。これは，そのままRCAによる事故の原因分析に用いられるため，出来事は可能な限り医療従事者を主語とした文章で記載し，あいまいな表現を避け，具体的に表記する。

4-5 医療事故調査報告書の取りまとめ

院内医療事故調査の結果を，報告書として取りまとめる。院内医療事故調査報告書には，内部資料としての報告書と，外部に提出する報告書とがある。内部資料と外部報告用とは，基本的内容は同じであるが，外部報告用では，特に匿名化することと，責任追及にならない表現に留意する。外部報告用に関して，以下に記述する。

①誰が書くか

医療安全管理者，院内事故調査委員会の委員等が書く。

②報告書を提出する期限

院内医療事故調査が終了次第提出する。事故の発生の報告から半年以内を目安とする。

③報告書の内容

最低限，次の項目を含める必要があるが（医療法施行規則第1条の10の4），必要に応じて内容を追加することができる。
・当該医療事故が発生した日時，場所および診療科名
・病院等の名称，所在地，管理者の氏名および連絡先
・当該医療事故に係る医療を受けた者に関する性別，年齢その他の情報
・医療事故調査の項目，手法および結果

・調査の概要（調査項目，調査の手法）
・臨床経過（客観的事実の経過）
・原因を明らかにするための調査の結果

④**内容の確認**

　報告書を医療事故調査・支援センターへ提出する前に，次の点を確認する必要がある。

　1）匿名化

　　事故に関与した医療従事者を匿名化しなければならない。報告書の提出前に医療従事者の氏名の匿名化に漏れがないか確認する。院内事故調査委員会の委員の氏名は匿名化の対象とならない。

　2）定められた項目の記載有無

　　前述の4つの項目が報告書に記載されていることを確認する。

　3）事故に関与した医療従事者の意見

　　報告書の内容が確定した時点で，事故に関与した医療従事者全員に内容の確認を求める。内容に対する異議などがある場合は，その内容を報告書に追記する。

　4）弁護士による文章の確認

　　外部に提出する医療事故調査報告書に関しては，必要ならば，弁護士に文章の確認を依頼し，必要な修正を加える。不適切な文言によって，法的な問題が生じないようにする。

　5）患者・家族（遺族）の意見

　　関係する医療従事者および弁護士による確認が終了したのち，必要に応じて家族（遺族）に内容の確認を求める。事実に関する異議などがある場合は，その内容を報告書に追記する。

⑤**報告書の書式**

　事故調査報告書の書式は，規定されていないが，以下を参考にするとよい。
・日本医療安全調査機構の書式（p.104参照）
・全日本病院協会の研修会で使用している書式（p.105参照）

5 院外委員

5-1 院外委員

　医療事故調査委員会において，病院外から参加する委員を院外委員（外部委員）という。所属が当該病院ではなくても同一法人に所属する者，顧問契約など継続的な関係を有する弁護士などは含まれない。

　医療事故調査制度では，公平性，中立性を確保する観点から院外委員が加わっていることが望ましい。医療事故調査等支援団体（以下，支援団体）からの推薦を受けることが可能である。公平性，中立性を確保する観点から，病院が直接依頼するよりも，支援団体に推薦を依頼することが望ましい。

　医療事故調査制度の対象ではない医療事故においては，院外委員について明確な規定はない。医療事故の重大性，専門家の必要性，公平性，中立性がどの程度問われているかを考慮し，病院の判断により院外委員の参加を求めることになる。医療事故調査制度の対象外の案件について，支援団体が院外委員の推薦を行うなどの支援を行うかは状況による。支援の可否を個別に問い合わせる必要がある。

　院外委員にどのような役割を期待するかについては，①当該医療領域または医療安全についての専門性を有すること，②当該病院の機能，医療水準を理解したうえでアドバイスが可能なこと，が重要である。特に，専門家は設備が整い医療水準の高い大学病院などから招へいされることが多い。当該病院の機能や医療水準を理解せずに，大学病院の状況をそのまま当てはめた，こんなこともできていないのかといった分析や，追加的に多くの資源投入を必要とする再発防止策は，実効性がないばかりか，職員の士気を低下させかねない。そのような状況に陥らないように注意すべきである。支援団体に依頼する際に，院外委員について具体的な希望事項を優先順位とともに示すとよい。

　院外委員は病院と利害関係（COI：Conflict Of Interest）を有さないことが望ましい。しかし，たとえ支援団体の推薦を受けたにしろ，何らかの関係性を有することがある。この場合には，立場の異なる院外委員を複数名入れる，議論や意思決定プロセスへの参加を制限するなど，特定の利害関係により議論や結論が誘導されることを回避する方策を試みる。利害関係は存在してはならないものではなく，むしろ適切に管理されるべきものと考えるとよい（COIマネジメント）。

　なお，事故調査報告書には，院外委員と病院との関係，COIを有する場合の特定の利害による議論，結論が影響されないような工夫についても記載することが望ましい。

5-2 役割

院外委員に期待される役割は以下の通りである。
①医療事故調査委員会の運営全般についての助言
②事実記録についての取りまとめ方法の確認
③調査の方向性／対象の明確化
④実施された医療内容の適切性の評価
⑤再発防止策の有効性の評価
⑥医療事故調査報告書の最終確認
⑦その他

上記のうち，当該医療領域の専門家は④～⑥，医療安全の専門家は①～③，⑤，⑥に関わることになる。タイムスケジュールから「①～③」，「④」，「⑤，⑥」と3段階に分けると理解しやすい。当該病院で医療事故調査の経験が乏しい場合，複雑な事例の場合には，論点を明確にし，途中からの方向性の変更を避けるためにも（途中経過は遺族に適宜説明することもあり，方向性の変更は遺族の不信を招く可能性がある），初期から医療安全の専門家が院外委員として参加することが望ましい。

一般に，患者の容体が悪化して誰の目にも明らかになってからは，医療者の観察頻度，実施される医療行為数が増加し，記録も正確に行われる。しかし，医療事故の多くは，その前の段階，すなわち，医療者の注意も十分でなく，記録も乏しい状況で発生することがしばしばある。この部分を特定し，背景，病院の業務フローを含めて事実確認を慎重かつ詳細に行う必要がある。また，死亡など重篤な結果を伴う事例では，同一患者に適切でない医療行為（不具合）が複数実施されることがある。容体が悪化し，短時間の間に多くの医療行為が行われる際に，そのような不具合が生じやすい。調査の過程で複数の不具合が見つかった場合は，重大性，結果への影響度を評価する必要がある。これらは医療安全専門家の助言が有効な例である。

ある事例を紹介する。金曜日に実施された手術で出血性ショックを見逃した。同日夜には出血を疑わせる所見を認めたものの，当直のレジデントは出血だと認識せず，疑問に思ったものの看護師は（レジデントを介さずに）主治医に連絡するのを遠慮した。週末にかけて容体が急変した。その後，頻回に実施された血液検査で，1度検査データの患者の取り違いを生じた。最終的に患者は死亡した。この場合，出血性ショックを見逃したことが主要な事故原因と考えられる。

この事例の場合，金曜日にどのようなバイタルサインや検査データが得られたか，これらは担当者に伝わったのか，主治医は看護師に具体的な観察項目と自分に対して連絡をすべき状況を伝えたのか，などを明らかにすることが原因究明に重要となる。検査データの取り違いは，誤ったデータに基づき不適切な医療が実施され，それが死亡に寄与したかが改めて検討される必要がある。

再発防止策では，しばしば実現可能性，効果が問題となる。過度に複雑な再発防止策は，時間とともに形骸化し，むしろ病院にとって悪影響をもたらす。事故調査委員会は原因究明が目的であり，可能であれば再発防止策を提言する立場にある。採用するか否かは病院として判断することになるが，事前に医療安全専門家により確認されることが望ましい。

　医療事故調査報告書は医療事故調査・支援センターに提出される。また，遺族への説明にあたって，医療事故調査報告書を交付する必要はないものの，医療事故調査制度が医療における信頼醸成を目的としたものであること，医療用語は難解であり口頭のみの説明では理解することが困難であること，事実確認の患者家族部分について確認してもらう必要があること，などから交付することが望ましい。交付は病院の決定に基づき行われる。交付前には，病院経営層，医療事故調査委員会，当事者の確認が必須である。また，裁判の証拠として取り扱われることがあるので，弁護士による法的事項の確認が望ましい。

　なお，複雑な事例に際して，患者死亡への寄与は小さい（不明である），あるいは，寄与しないものの，調査過程で明らかになった不具合，あるいはシステム上の改善点が発見されることがある。これについて，医療事故報告書を別途作成し，もっぱら院内のみで利用することは，医療事故調査制度の趣旨には反しないと考える。先の事例では，出血性ショックを見逃すに至った機序を分析した医療事故報告書を患者家族への説明・交付，医療事故調査・支援センターへの提出に用い，検査データ取り違えについての報告書は院内での改善・再発防止に用いる。なお，患者家族へは，検査データの取り違え，その健康影響についても説明すべきである。この際に，患者家族へ報告書を交付することも併せて勧められる。

5-3　病院の対応の問題

　病院として院外委員を招へいするにあたっては，以下の事柄を明確にしておくべきである。

①資格

　個人の資格で参加（支援団体は個人を紹介するのみ），あるいは学会等の外部組織を代表しての参加であるかを明確にする必要がある。後者では，報告書作成・公表の際に，外部組織の承認を必要とし（当然，患者情報の提供について遺族の承認を必要とする），例外的な場合を除いては行われない。

②情報へのアクセスの保証

　原資料を含めてアクセスを保証する必要がある。実際には，当該病院の事務局（多くは医療安全管理者）がヒアリング記録を含めて資料整理を実施するが，院外委員が

疑問を有した場合には原資料へのアクセスが保証されることが肝要である．ただし，当事者のヒアリングは本人の同意が必要である．

③結果の公表

（院外委員の氏名を含めて）公表方法・公表時期について，あらかじめ決めておく必要がある．COIについての記載は前述の通りである．

④合意形成の方法と少数意見の取り扱い

院外委員は事故調査委員会においては少数派となる．意見を多数と異にする場合の合意形成の方法，少数意見を報告書に記載するかなどの取り扱いについて決めておくとよい．

⑤費用

病院が委員の旅費・宿泊費・日当などを負担すべきであるが，社会通念からかけ離れた金額は，誤解を招くことがあり適切でない．病院の規定がない場合には，国の委員会委員謝金規定などを参考にするとよい．なお，全日本病院協会では半日程度で5万円（＋税金＋交通費などの実費）と規定している．

院外委員を招へいすることは，病院として医療事故調査のノウハウを得て，改善につなげる機会である．医療事故調査制度に限定せず，より軽微な事故を利用して，積極的に活用を図るとよい．

院外委員を務める立場からは，支援団体から事例の概要を示され，推薦してよいかの打診がなされる．その段階で病院として何を期待しているかを確認し，院外委員を引き受けるか否かを決めることになる．院内の医療安全担当者の経験などにより，事実確認等がどの程度なされているか，どのような役割を期待されているかは，現状では相違がある．

参考資料

資料1　医療事故調査に関する検討の経緯

医療事故調査に関する検討の経緯は以下の通りである。

- 1994年5月，日本法医学会は異状死ガイドライン（http://www.jslm.jp/public/guidelines.html）を公表したが，法医学会内の問題と捉えられ，医療界に大きな議論はなかった。
- 1999年1月，横浜市大医学部付属病院の患者取り違え事故（http://www.yokohama-cu.ac.jp/kaikaku/BK3/bk3.html），1999年2月，東京都立広尾病院の誤投薬事故（http://www.byouin.metro.tokyo.jp/hokoku/hokoku/documents/hiroojiko.pdf）と，重大な医療事故が続発し，社会問題となった。
- 2000年8月，国立病院部政策医療課は「リスクマネージメントマニュアル作成指針」（http://www1.mhlw.go.jp/topics/sisin/tp1102-1_12.html）で，法医学会の解釈を踏襲し，国立病院（当時）に診療関連死を警察に届け出るように指導した。以来，医師法21条の解釈が医療事故調査に関する検討の中心課題となった。
- 2006年2月，福島県立大野病院の産婦人科医が逮捕された。2004年12月17日の帝王切開手術の産婦死亡に関する業務上過失致死と医師法違反の容疑である。2008年8月20日，福島地方裁判所は，無罪判決を言い渡した（http://www.iryo-bengo.com/general/press/pdf/32/press_032_all.pdf）。この事件を契機に，医師法21条の拡大解釈が社会問題となった。
- 2007年3月，厚労省が「診療行為に関連した死亡の死因究明等のあり方に関する課題と検討の方向性」（http://www.mhlw.go.jp/topics/bukyoku/isei/i-anzen/kentou/dl/2a.pdf）を公表した（いわゆる第1次試案）。
- 同年4月，厚労省が「診療行為に関連した死亡に係る死因究明等の在り方に関する検討会」を開催した。
- 同年10月，厚労省が「診療行為に関連した死亡に係る死因究明等の在り方に関する試案―第2次試案―」（http://www.mhlw.go.jp/topics/bukyoku/isei/i-anzen/kentou/dl/2e.pdf）を公表した。
- 2008年4月，厚労省が「医療の安全の確保に向けた医療事故による死亡の原因究明・再発防止等の在り方に関する試案―第三次試案―」（http://www.mhlw.go.jp/topics/bukyoku/isei/i-anzen/kentou/dl/2f.pdf）を公表した。
- 同年6月，厚労省が「医療安全調査委員会設置法案（仮称）」（http://www.mhlw.go.jp/stf/shingi/2r98520000022qp8-att/2r98520000022qu5.pdf）の大綱案を公表した。
- 政府案に対して，問題があるとして，2008年，民主党案，全日本病院協会案等

が公表され，議論された。原因究明と責任追及が混同されていることが問題であった。

・2011年4月，厚生労働科学研究費研究事業「医療事故発生後の院内調査の在り方と方法に関する研究」(研究代表者：飯田)を2年間実施し，2012年3月，報告書をまとめた (http://www.mhlw.go.jp/stf/shingi/2r9852000002g9o4-att/2r9852000002gb52.pdf)。

・2011年8月，厚労省は原因究明・再発防止を目的に，「医療の質の向上に資する無過失補償制度等のあり方に関する検討会」を設置した。ここでも，原因究明・再発防止と過失認定・補償が混同されて議論された。

・2012年2月，原因究明・再発防止と過失認定・補償とを別の枠組みで検討するために，分科会として「医療事故に係る調査の仕組み等のあり方に関する検討部会」を設置した。2013年5月までに，計13回の検討会を実施し，事故調査と医師法21条とは別の問題であることが合意され，医師法21条とは関連させずに検討した。

・2013年7月，上記検討合意事項は，『「医療事故に係る調査の仕組み等に関する基本的なあり方」について』(http://www.mhlw.go.jp/stf/shingi/2r985200000339xk-tt/2r98520000033a1k.pdf) として，親検討会に報告され，承認された。

・2014年6月，第6次医療法改正で医療事故調査制度(本制度)が制定された。

・2014年7月，厚生労働科学研究費研究事業「診療行為に関連した死亡の調査の手法に関する研究」(主任研究者：西澤)でガイドライン作成の検討が開始された。

・2014年7月，日本品質管理学会・医療経営の総合的「質」研究会は「医療事故調査制度に関する声明」を発表した (http://www.jsqc.org/kinkyu.html)。

・2014年11月，厚生労働省「医療事故調査制度の施行に係る検討会」で省令案，通知案が議論された。

・2015年3月，西澤研究班 (http://www.ajha.or.jp/topics/kouseiroudoukagaku/pdf/h26kk_houkoku.pdf)，検討会 (http://www.mhlw.go.jp/file/05-Shingikai-10801000-Iseikyoku-Soumuka/0000078773.pdf) ともに2015年3月に報告書をまとめた。

・2015年5月8日，上記2つの報告書に基づいて，運用ガイドラインともいえる省令・通知が発布された (http://www.mhlw.go.jp/topics/bukyoku/isei/i-anzen/hourei/dl/150508-1.pdf)。

・2015年10月，医療事故調査制度が施行された。

・2016年6月，法成立時の参議院付帯決議に基づく2年後の見直しとして，医療法施行規則が改訂された (省令http://www.mhlw.go.jp/topics/bukyoku/isei/i-anzen/hourei/dl/150624-2.pdf) (通知http://www.mhlw.go.jp/topics/bukyoku/isei/i-anzen/hourei/dl/150624-1.pdf)。

資料2　「医療事故調査制度の施行に係る検討について」に沿う省令・通知のうち，医療機関に関する部分

〔地域における医療及び介護の総合的な確保を推進するための関係法律の整備等に関する法律の一部の施行（医療事故調査制度）について，平成27年5月8日，医政発0508第1号〕

1．医療事故の定義について
○　医療に起因し，又は起因すると疑われるもの

法　律	省　令	通　知
第6条の10 　病院，診療所又は助産所（以下この章において「病院等」という。）の管理者は，医療事故（当該病院等に勤務する医療従事者が提供した医療に起因し，又は起因すると疑われる死亡又は死産であつて，当該管理者が当該死亡又は死産を予期しなかつたものとして厚生労働省令で定めるものをいう。以下この章において同じ。）が発生した場合には，厚生労働省令で定めるところにより，遅滞なく，当該医療事故の日時，場所及び状況その他厚生労働省令で定める事項を第6条の15第1項の医療事故調査・支援センターに報告しなければならない。	○省令事項なし	**医療に起因し，又は起因すると疑われるもの** ○「医療」に含まれるものは制度の対象であり，「医療」の範囲に含まれるものとして，手術，処置，投薬及びそれに準じる医療行為（検査，医療機器の使用，医療上の管理など）が考えられる。 ○施設管理等の「医療」に含まれない単なる管理は制度の対象とならない。 ○医療機関の管理者が判断するものであり，ガイドラインでは判断の支援のための考え方を示す。 ※次頁参照：「医療に起因する（疑いを含む）」死亡又は死産の考え方

参考資料

「医療に起因する（疑いを含む）」死亡又は死産の考え方

「当該病院等に勤務する医療従事者が提供した医療に起因し，又は起因すると疑われる死亡又は死産であって，当該管理者が当該死亡又は死産を予期しなかったもの」を，医療事故として管理者が報告する。

「医療」（下記に示したもの）に起因し，又は起因すると疑われる死亡又は死産（①）	①に含まれない死亡又は死産（②）
○ 診察 　− 徴候，症状に関連するもの ○ 検査等（経過観察を含む） 　− 検体検査に関連するもの 　− 生体検査に関連するもの 　− 診断穿刺・検体採取に関連するもの 　− 画像検査に関連するもの ○ 治療（経過観察を含む） 　− 投薬・注射（輸血含む）に関連するもの 　− リハビリテーションに関連するもの 　− 処置に関連するもの 　− 手術（分娩含む）に関連するもの 　− 麻酔に関連するもの 　− 放射線治療に関連するもの 　− 医療機器の使用に関連するもの ○ その他 　以下のような事案については，管理者が医療に起因し，又は起因すると疑われるものと判断した場合 　− 療養に関連するもの 　− 転倒・転落に関連するもの 　− 誤嚥に関連するもの 　− 患者の隔離・身体的拘束／身体抑制に関連するもの	左記以外のもの ＜具体例＞ ○ 施設管理に関連するもの 　− 火災等に関連するもの 　− 地震や落雷等，天災によるもの 　− その他 ○ 併発症 　（提供した医療に関連のない，偶発的に生じた疾患） ○ 原病の進行 ○ 自殺（本人の意図によるもの） ○ その他 　− 院内で発生した殺人・傷害致死，等

※1　医療の項目には全ての医療従事者が提供する医療が含まれる。
※2　①，②への該当性は，疾患や医療機関における医療提供体制の特性・専門性によって異なる。

資料2

1．医療事故の定義について
○ 当該死亡または死産を予期しなかったもの

法　律	省　令	通　知
第6条の10 　病院，診療所又は助産所（以下この章において「病院等」という。）の管理者は，医療事故（当該病院等に勤務する医療従事者が提供した医療に起因し，又は起因すると疑われる死亡又は死産であつて，当該管理者が当該死亡又は死産を予期しなかつたものとして厚生労働省令で定めるものをいう。以下この章において同じ。）が発生した場合には，厚生労働省令で定めるところにより，遅滞なく，当該医療事故の日時，場所及び状況その他厚生労働省令で定める事項を第6条の15第1項の医療事故調査・支援センターに報告しなければならない。	**当該死亡又は死産を予期しなかったもの** ○当該死亡又は死産が予期されていなかったものとして，以下の事項のいずれにも該当しないと管理者が認めたもの 一　管理者が，当該医療の提供前に，医療従事者等により，当該患者等に対して，当該死亡又は死産が予期されていることを説明していたと認めたもの 二　管理者が，当該医療の提供前に，医療従事者等により，当該死亡又は死産が予期されていることを診療録その他の文書等に記録していたと認めたもの 三　管理者が，当該医療の提供に係る医療従事者等からの事情の聴取及び，医療の安全管理のための委員会（当該委員会を開催している場合に限る。）からの意見の聴取を行った上で，当該医療の提供前に，当該医療の提供に係る医療従事者等により，当該死亡又は死産が予期されていると認めたもの	○左記の解釈を示す。 ●省令第一号及び第二号に該当するものは，一般的な死亡の可能性についての説明や記録ではなく，当該患者個人の臨床経過等を踏まえて，当該死亡又は死産が起こりうることについての説明及び記録であることに留意すること。 ●患者等に対し当該死亡又は死産が予期されていることを説明する際は，医療法第一条の四第二項の規定に基づき，適切な説明を行い，医療を受ける者の理解を得るよう努めること。 参考）医療法第一条の四第二項 　医師，歯科医師，薬剤師，看護師その他の医療の担い手は，医療を提供するに当たり，適切な説明を行い，医療を受ける者の理解を得るよう努めなければならない。

1．医療事故の定義について
  ○ 死産

法　律	省　令	通　知
第6条の10 　病院，診療所又は助産所（以下この章において「病院等」という。）の管理者は，医療事故（当該病院等に勤務する医療従事者が提供した医療に起因し，又は起因すると疑われる死亡又は死産であつて，当該管理者が当該死亡又は死産を予期しなかつたものとして厚生労働省令で定めるものをいう。以下この章において同じ。）が発生した場合には，厚生労働省令で定めるところにより，遅滞なく，当該医療事故の日時，場所及び状況その他厚生労働省令で定める事項を第6条の15第1項の医療事故調査・支援センターに報告しなければならない。	○省令事項なし	**死産について** ○死産については「医療に起因し，又は起因すると疑われる，妊娠中または分娩中の手術，処置，投薬及びそれに準じる医療行為により発生した死産であって，当該管理者が当該死産を予期しなかったもの」を管理者が判断する。 ○人口動態統計の分類における「人工死産」は対象としない。

1．医療事故の定義について
○ 医療事故の判断プロセス

法　律	省　令	通　知
第6条の10 　病院，診療所又は助産所（以下この章において「病院等」という。）の管理者は，医療事故（当該病院等に勤務する医療従事者が提供した医療に起因し，又は起因すると疑われる死亡又は死産であつて，当該管理者が当該死亡又は死産を予期しなかつたものとして厚生労働省令で定めるものをいう。以下この章において同じ。）が発生した場合には，厚生労働省令で定めるところにより，遅滞なく，当該医療事故の日時，場所及び状況その他厚生労働省令で定める事項を第6条の15第1項の医療事故調査・支援センターに報告しなければならない。 第6条の11 ３　医療事故調査等支援団体は，前項の規定により支援を求められたときは，医療事故調査に必要な支援を行うものとする。 第6条の16 　医療事故調査・支援センターは，次に掲げる業務を行うものとする。 　五　医療事故調査の実施に関する相談に応じ，必要な情報の提供及び支援を行うこと。	○省令事項なし	**医療機関での判断プロセスについて** ○管理者が判断するに当たっては，当該医療事故に関わった医療従事者等から十分事情を聴取した上で，組織として判断する。 ○管理者が判断する上での支援として，医療事故調査・支援センター（以下「センター」という。）及び支援団体は医療機関からの相談に応じられる体制を設ける。 ○管理者から相談を受けたセンター又は支援団体は，記録を残す際等，秘匿性を担保すること。

参考資料

2．医療機関からセンターへの事故の報告について
　○　医療機関からセンターへの報告方法
　○　医療機関からセンターへの報告事項
　○　医療機関からセンターへの報告期限

法　律	省　令	通　知
第6条の10 　病院，診療所又は助産所（以下この章において「病院等」という。）の管理者は，医療事故（当該病院等に勤務する医療従事者が提供した医療に起因し，又は起因すると疑われる死亡又は死産であつて，当該管理者が当該死亡又は死産を予期しなかつたものとして厚生労働省令で定めるものをいう。以下この章において同じ。）が発生した場合には，厚生労働省令で定めるところにより，遅滞なく，当該医療事故の日時，場所及び状況その他厚生労働省令で定める事項を第6条の15第1項の医療事故調査・支援センターに報告しなければならない。	**センターへの報告方法について** ○センターへの報告は，次のいずれかの方法によって行うものとする。 ●書面 ●Web上のシステム **センターへの報告事項について** ○　病院等の管理者がセンターに報告を行わなければならない事項は，次のとおり。 法律で定められた事項 ●日時／場所 ●医療事故の状況 省令で定める事項 ●連絡先 ●医療機関名／所在地／管理者の氏名 ●患者情報（性別／年齢等） ●医療事故調査の実施計画の概要 ●その他管理者が必要と認めた情報	○以下のうち，適切な方法を選択して報告する。 ●書面 ●Web上のシステム ○以下の事項を報告する。 ●日時／場所／診療科 ●医療事故の状況 　・疾患名／臨床経過等 　・報告時点で把握している範囲 　・調査により変わることがあることが前提であり，その時点で不明な事項については不明と記載する。 ●連絡先 ●医療機関名／所在地／管理者の氏名 ●患者情報（性別／年齢等） ●調査計画と今後の予定 ●その他管理者が必要と認めた情報 **センターへの報告期限** ○個別の事案や事情等により，医療事故の判断に要する時間が異なることから具体的な期限は設けず，「遅滞なく」報告とする。 ※なお，「遅滞なく」とは，正当な理由無く漫然と遅延することは認められないという趣旨であり，当該事例ごとにできる限りすみやかに報告することが求められるもの。

資料2

3．医療事故の遺族への説明事項等について
○ 遺族の範囲

法　律	省　令	通　知
第6条の10 2　病院等の管理者は，前項の規定による報告をするに当たつては，あらかじめ，医療事故に係る死亡した者の遺族又は医療事故に係る死産した胎児の父母その他厚生労働省令で定める者（以下この章において単に「遺族」という。）に対し，厚生労働省令で定める事項を説明しなければならない。	「遺族」の範囲について ①死亡した者の遺族について 　法律で定められた事項 　●死亡した者の遺族 ②死産した胎児の遺族について 　法律で定められた事項 　●死産した胎児の父母 　省令で定める事項 　●死産した胎児の祖父母	○「遺族」の範囲について 　同様に遺族の範囲を法令で定めないこととしている他法令（死体解剖保存法など）の例にならうこととする。 ○「死産した胎児」の遺族については，当該医療事故により死産した胎児の父母，祖父母とする。 ○遺族側で遺族の代表者を定めてもらい，遺族への説明等の手続はその代表者に対して行う。

参考資料

3．医療事故の遺族への説明事項等について
○ 遺族への説明事項

法　律	省　令	通　知
第6条の10 2　病院等の管理者は，前項の規定による報告をするに当たつては，あらかじめ，医療事故に係る死亡した者の遺族又は医療事故に係る死産した胎児の父母その他厚生労働省令で定める者（以下この章において単に「遺族」という。）に対し，厚生労働省令で定める事項を説明しなければならない。	遺族への説明事項について ○遺族への説明事項については，以下のとおり。 ●医療事故の日時，場所，状況 ●制度の概要 ●院内事故調査の実施計画 ●解剖又は死亡時画像診断（Ai）が必要な場合の解剖又は死亡時画像診断（Ai）の同意取得のための事項	○遺族へは，「センターへの報告事項」の内容を遺族にわかりやすく説明する。 ○遺族へは，以下の事項を説明する。 ●医療事故の日時，場所，状況 ・日時／場所／診療科 ・医療事故の状況 　・疾患名／臨床経過等 　・報告時点で把握している範囲 　・調査により変わることがあることが前提であり，その時点で不明な事項については不明と説明する。 ●制度の概要 ●院内事故調査の実施計画 ●解剖又は死亡時画像診断（Ai）が必要な場合の解剖又は死亡時画像診断（Ai）の具体的実施内容などの同意取得のための事項 ●血液等の検体保存が必要な場合の説明

資料2

4．医療機関が行う医療事故調査について
○ 医療機関が行う医療事故調査の方法等

法　律	省　令	通　知
第6条の11 　病院等の管理者は，医療事故が発生した場合には，厚生労働省令で定めるところにより，速やかにその原因を明らかにするために必要な調査（以下この章において「医療事故調査」という。）を行わなければならない。	**医療事故調査の方法等** ○病院等の管理者は，医療事故調査を行うに当たっては，以下の調査に関する事項について，当該医療事故調査を適切に行うために必要な範囲内で選択し，それらの事項に関し，当該医療事故の原因を明らかにするために，情報の収集及び整理を行うことにより行うものとする。 ・診療録その他の診療に関する記録の確認 ・当該医療従事者のヒアリング ・その他の関係者からのヒアリング ・解剖又は死亡時画像診断（Ai）の実施 ・医薬品，医療機器，設備等の確認 ・血液，尿等の検査	○本制度の目的は医療安全の確保であり，個人の責任を追及するためのものではないこと。 ○調査の対象者については当該医療従事者を除外しないこと。 ○調査項目については，以下の中から必要な範囲内で選択し，それらの事項に関し，情報の収集，整理を行うものとする。 ※調査の過程において可能な限り匿名性の確保に配慮すること。 ・診療録その他の診療に関する記録の確認 　例）カルテ，画像，検査結果等 ・当該医療従事者のヒアリング 　※ヒアリング結果は内部資料として取り扱い，開示しないこと。（法的強制力がある場合を除く。）とし，その旨をヒアリング対象者に伝える。 ・その他の関係者からのヒアリング 　※遺族からのヒアリングが必要な場合があることも考慮する。 ・医薬品，医療機器，設備等の確認 ・解剖又は死亡時画像診断（Ai）については解剖又は死亡時画像診断（Ai）の実施前にどの程度死亡の原因を医学的に判断できているか，遺族の同意の有無，解剖又は死亡時画像診断（Ai）の実施により得られると見込まれる情報の重要性などを考慮して実施の有無を判断する。 ・血液，尿等の検体の分析・保存の必要性を考慮 ○医療事故調査は医療事故の原因を明らかにするために行うものであること。 ※原因も結果も明確な，誤薬等の単純な事例であっても，調査項目を省略せずに丁寧な調査を行うことが重要であること。 ○調査の結果，必ずしも原因が明らかになるとは限らないことに留意すること。 ○再発防止は可能な限り調査の中で検討することが望ましいが，必ずしも再発防止策が得られるとは限らないことに留意すること。

6．医療機関からセンターへの調査結果報告について
○ センターへの報告事項・報告方法

法　律	省　令	通　知
第6条の11 4　病院等の管理者は，医療事故調査を終了したときは，厚生労働省令で定めるところにより，遅滞なく，その結果を第6条の15第1項の医療事故調査・支援センターに報告しなければならない。		**センターへの報告方法について** ○センターへの報告は，次のいずれかの方法によって行うものとする。 ●書面又はWeb上のシステム
	センターへの報告事項・報告方法について	
	○病院等の管理者は，院内調査結果の報告を行うときは次の事項を記載した報告書をセンターに提出して行う。 ●日時／場所／診療科 ●医療機関名／所在地／連絡先 ●医療機関の管理者の氏名 ●患者情報（性別／年齢等） ●医療事故調査の項目，手法及び結果	○本制度の目的は医療安全の確保であり，個人の責任を追及するためのものではないことを，報告書冒頭に記載する。 ○報告書はセンターへの提出及び遺族への説明を目的としたものであることを記載することは差し支えないが，それ以外の用途に用いる可能性については，あらかじめ当該医療従事者へ教示することが適当である。 ○センターへは以下の事項を報告する。 ●日時／場所／診療科 ●医療機関名／所在地／連絡先 ●医療機関の管理者の氏名 ●患者情報（性別／年齢等） ●医療事故調査の項目，手法及び結果 ・調査の概要（調査項目，調査の手法） ・臨床経過（客観的事実の経過） ・原因を明らかにするための調査の結果 ※必ずしも原因が明らかになるとは限らないことに留意すること。 ・調査において再発防止策の検討を行った場合，管理者が講ずる再発防止策については記載する。 ・当該医療従事者や遺族が報告書の内容について意見がある場合等は，その旨を記載すること。 ○医療上の有害事象に関する他の報告制度についても留意すること。（別紙）
	○当該医療従事者等の関係者について匿名化する。	○当該医療従事者等の関係者について匿名化する。 ○医療機関が報告する医療事故調査の結果に院内調査の内部資料は含まない。

7．医療機関が行った調査結果の遺族への説明について
  ○ 遺族への説明方法・説明事項

法　律	省　令	通　知
第6条の11 5　病院等の管理者は，前項の規定による報告をするに当たつては，あらかじめ，遺族に対し，厚生労働省令で定める事項を説明しなければならない。ただし，遺族がないとき，又は遺族の所在が不明であるときは，この限りでない。		**遺族への説明方法について** ○遺族への説明については，口頭（説明内容をカルテに記載）又は書面（報告書又は説明用の資料）若しくはその双方の適切な方法により行う。 ○調査の目的・結果について，遺族が希望する方法で説明するよう努めなければならない。
	遺族への説明事項について ○「センターへの報告事項」の内容を説明することとする。 ○現場医療者など関係者について匿名化する。	○左記の内容を示す。 ○現場医療者など関係者について匿名化する。

参考資料

資料3　日本医療安全調査機構の書式
（日本医療安全調査機構：報告書フォーマット）

フォーマット

事故報告管理番号

報　告　書

平成〇年〇月〇日

〇〇病院

1. 医療事故調査報告書の位置づけ・目的
この医療事故調査制度の目的は、医療安全の確保であり、個人の責任を追及するためのものではない。・・・・・・・・・・・・・・・・・・・・・・

2. 医療事故調査の項目、手法及び結果
・調査の概要（調査項目、調査の手法）

・臨床経過（客観的事実の経過）

・原因を明らかにするための調査の結果（必ずしも原因が明らかになるとは限らない）

・調査において再発防止策の検討を行った場合、管理者が講ずる再発防止策

・当該医療従事者又は遺族が報告書の内容について意見がある場合等は、その旨を記載

資料4

資料4　全日本病院協会の研修会で使用している書式

院内医療事故調査委員会の原因究明の結果を報告書として取りまとめる際の書式の雛形を示す。本資料は、報告書の書式の一例を示したものであり、事故の内容や原因究明の方法等に応じて書式を変更することが求められる。事故調査報告書の書式は本雛形に因われるものではない。

○○に関する調査報告書

○○病院　院内医療事故調査委員会
2017年○○月○○日

---

1. はじめに

2. 事故の概要
    (1) 患者

    (2) 病名、処置・検査あるいは手術名

    (3) 要約

3. 経過　（事実のみを時系列に記載する）
    ＜入院までの経過＞

    ＜入院から処置・検査あるいは手術までの経過＞

    ＜事故発生日の経過＞　（事故発生時の経過と、その前後の経過は分ける）
    　　　　　　　　　　　（関係者間で証言が異なり、統一できない場合、両論併記する）

    ＜処置・検査あるいは術後の経過＞

    （患者の転帰、死亡診断書に記載した死因を明記する）

    ＜当院の関係者の概要＞　（職員の氏名は匿名化する）

(1)
(2)
(3)
8．後日、再発防止策の実施状況と効果を評価する方法
(1)
(2)
(3)
9．外部機関への報告、情報公開
10．院内事故調査委員会の構成
所属と氏名（実名）
11．院内事故調査委員会の検討経過
(1) 〇年〇月〇日 第1回院内事故調査委員会
(2) 〇年〇月〇日 第2回院内事故調査委員会
(3) 〇年〇月〇日 第3回院内事故調査委員会
(4) 〇年〇月〇日 第4回院内事故調査委員会
12．終わりに
13．資料一覧
資料1　事実経過（出来事流れ図）
資料2　現場の見取り図（事故発生場所の人と物の配置図）
資料3　根本原因分析　原因結果図（因果図）および原因要約
資料4　その他

4．事故前後の患者・家族への説明
＜処置・検査あるいは手術前の説明＞

＜事故後の説明＞

＜家族の意見・考え＞

5．原因究明の方法
(1) 関係者への事情聴取

(2) 経過の整理

(3) 原因分析の方法

6．原因究明の結果　（原因究明できないこともある）（事実と推測を明確に分けて書く）
(1)

(2)

(3)

7．再発防止策の提言　（再発防止策が提言できないこともある）

参考文献

1) 飯田修平　他　監，医療の質用語事典編集委員会：医療の質用語事典，日本規格協会，2005
2) 飯塚悦功　他　監，医療のTQMハンドブック編集委員会　編著，飯田修平：医療のTQMハンドブック　運用・推進編　質重視の病院経営の実践，日本規格協会，2012
3) 飯田修平　編著：病院早わかり読本　第5版，医学書院，2015
4) 飯田修平　編著：医療安全管理者必携 医療安全管理テキスト　第3版，日本規格協会，2015
5) 飯田修平　編著：医療信頼性工学，日本規格協会，2013
6) 飯田修平　編著：院内医療事故調査の指針　第2版　事故発生時の適切な対応が時系列でわかる，メディカ出版，2015
7) 全日本病院協会：医療事故調査に係る指針，2015，(http://www.ajha.or.jp/voice/pdf/150821_1.pdf)
8) 日本看護協会：医療に起因する死亡又は死産が発生した際の対応，2015，(https://www.nurse.or.jp/nursing/practice/anzen/jikocho/pdf/iryoujiko-1.pdf)
9) 日本病院会：院内事故調査の手引き―医療事故調査制度に対応した具体的手順―，日本病院会，2015
10) 日本医療法人協会現場からの医療事故調ガイドライン検討委員会：日本医療法人協会医療事故調ガイドライン　現場からの医療事故調ガイドライン検討委員会最終報告書，(http://www.mhlw.go.jp/file/05-Shingikai-10801000-Iseikyoku-Soumuka/0000073503.pdf)
11) 日本医療法人協会医療事故調査運用ガイドライン作成委員会　編：医療事故調運用ガイドライン，へるす出版，2015
12) 中島勧　監，生存科学研究所医療政策研究会　編著：院内事故調査実践マニュアル 法令準拠，医歯薬出版，2015
13) 飯田修平　他：RCAの基礎知識と活用事例［演習問題付き］第2版　日本規格協会，2011
14) 飯田修平　他　編著：医療のTQM七つ道具，日本規格協会，2012
15) 飯田修平：医療から学ぶ総合的質経営　練馬総合病院組織革新への挑戦，日科技連出版社，2003
16) 飯田修平：医療における総合的質経営　練馬総合病院　経営革新への挑戦，日科技連出版社，2003
17) 飯田修平　他　編著：医療の質向上への革新　先進6病院の事例研究から，日科技連出版社，2005
18) 飯田修平：病院経営を改善する方法―総合的質経営（TQM）の展開―．日外会誌，117(3)：213-218，2016
19) 飯田修平　編著：業務工程（フロー）図作成の基礎知識と活用事例［演習問題付き］医療安全確保の考え方と手法，日本規格協会，2016
20) 飯田修平　編著，柳川達生　他　共著：FMEAの基礎知識と活用事例［演習問題付き］第3版　日本規格協会，2014
21) 飯田修平　他　編著：電子カルテと業務革新　医療情報システム構築における業務フローモデルの活用，篠原出版新社，2008

おわりに

　医療事故調査制度が2015年10月に施行され，はや1年半が経過した。この間，各医療機関はいろいろな対応をしたことと思う。しかし，私の所属している病院を含め，本制度に対する理解とその取り組み，さらに国民の理解に関しては多くの問題が存在する。

　本制度は，医療界を挙げて，医療事故の原因究明と再発防止策を検討し，医療界全体で学習するという，医療の質向上に基づいた安全確保が目的である。医療過誤の有無に関係なく医療に起因する（疑いを含む）予期しない死亡・死産事例を対象に，その原因究明と再発防止策を院内事故調査委員会で検討するものである。しかし，原因究明ができない例，再発防止策が考えられない例もある。また，公平・中立な調査に不可欠である外部委員を原則入れて検討することになっている。医療は必ずしも完璧ではなく，完全な情報・技術もない。過誤の有無には関係なく，法令の趣旨に基づいて当該事例を判断し，調査し，医療事故調査・支援センターに報告する必要がある。そのため，当該医療者の匿名性の担保とともに，事故発生時と事故調査終了時に遺族，当該医療者に説明する必要がある。医療者・遺族双方に開かれた制度である。

　しかし，本制度が開始されると，報告対象事例の判断においても，予想以上に多くの不適切な解釈が生まれ，支援団体を含めた各団体でもばらばらであり，どの団体の解釈に従えばよいか，医療機関・医療機関管理者にも戸惑いがある。

　2016年6月の法改正以後，医療機関管理者は，すべての死亡例を把握しなければならない。死亡発生以前から院内事故調査委員会を想定して行動する必要がある。医療機関管理者が最終判断するが，院内関係者も，報告事例の定義や事故調査委員会の運用などの共通認識を有する必要があり，いまだ十分ではない。また，本制度の趣旨に則って判断するべきであるが，現状はそうではない。

　本書を可及的速やかに出版した理由もそこにある。本書は可能な限り具体的に記載することを心がけた。各病院の経験や困っていること，関係者から相談を受けたことなど，より実際的な事柄を具体的に記述した。総括的なことは『院内医療事故調査の指針　第2版』をお読みいただきたい。

　本書の中で随所に触れているが，事故調査制度は医療機関の日常の管理体制を問うものである。予期するといっても，個別的に死亡を予期するには，日常的な臨床指標，ヒヤリ・ハット事例，死亡率等のデータ管理が必須である。また，予期したなら，それなりの対応が必要である。事故が発生する前の対策・対応に関してもぜひ，本書を参考にしていただきたい。

　また，本書は「院内医療事故調査制度の考え方と進め方」であり，遺族との緊急対応や裁判などへの対応を記載していない。それらは，事故調査制度とは別の枠組みで対応すべきと考えるからである。

最後に，本法が当該医療職だけではなく，遺族も守る法であると考えているし，その趣旨に沿って本制度が解釈・運用されることを切に希望・期待している。その意味で，本書が院内医療事故調査の原因究明と再発防止の一助になることを望んでやまない。

2017年4月

永井　庸次

院内医療事故調査の考え方と進め方
適切な判断と委員会運営のために

定価　本体3,200円（税別）

平成29年4月11日　発　行

編　著	飯田　修平（いいだ しゅうへい）	
発行人	武田　正一郎	
発行所	株式会社　じほう	

　　　　101-8421　東京都千代田区猿楽町1-5-15（猿楽町SSビル）
　　　　電話　編集　03-3233-6361　販売　03-3233-6333
　　　　振替　00190-0-900481
　　　＜大阪支局＞
　　　　541-0044　大阪市中央区伏見町2-1-1（三井住友銀行高麗橋ビル）
　　　　電話　06-6231-7061

©2017　　　　組版　スタジオ・コア　　印刷　シナノ印刷(株)
Printed in Japan

本書の複写にかかる複製，上映，譲渡，公衆送信（送信可能化を含む）の各権利は株式会社じほうが管理の委託を受けています。

JCOPY　＜(社)出版者著作権管理機構　委託出版物＞
本書の無断複製は著作権法上での例外を除き禁じられています。
複製される場合は，そのつど事前に，(社)出版者著作権管理機構（電話 03-3513-6969，FAX 03-3513-6979，e-mail：info@jcopy.or.jp）の許諾を得てください。

万一落丁，乱丁の場合は，お取替えいたします。
ISBN 978-4-8407-4963-3